JN411986

살리지 않기로 했다

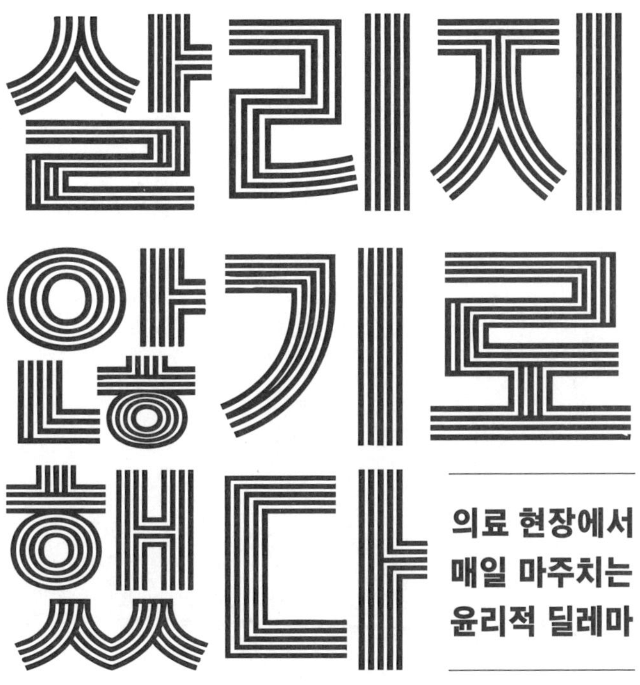

의료 현장에서
매일 마주치는
윤리적 딜레마

박창범 지음

아침사과

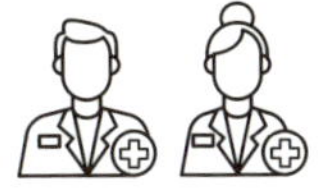

프롤로그

62세 A는 독실한 여호와의 증인 신자인 여성입니다. 그녀는 20년 전 결핵성 관절염으로 우측 엉덩이 관절 부위와 골반을 유합하는 수술을 받았습니다. 하지만 한 달 전부터 수술 부위에 다시 통증이 발생하였습니다. 이에 A는 기존에 수술받았던 엉덩이 관절 부위를 인공관절로 교체하는 수술을 받기 원했습니다. 문제는 A가 자신의 종교적인 문제로 인하여 무수혈 방식으로 수술을 받고 싶다는 것입니다. 이에 수술이 가능한지 여러 의사와 상의하였지만 대부분의 의사들은 환자의 상태로 볼 때 무수혈 수술은 위험성이 너무 크다고 판단하고 거절하였습니다. 다행히 마지막으로 방문한 정형외과 의사 C에게 무수혈 방식으로 수술하는 것이 가능하다고 이야기 들었습니다. 다만 상황에 따라서는 수혈을 하지 않으면 출혈로 인하여 사망에 이르게 될 가능성을 매우 높다는 설명을 들었습니다. A는 자신의 종교적인 신념에 따라 어떠한 상황에서도 수혈을 하지 말 것을 다시 한 번 요구하면서 의사 C에게 수혈을 거부하고 이로 인하여 발생하는 문제에 대하여 책임을 묻지 않겠다는 책임면제각서를 제출하였습니다. 해당 병원 마취과 의사 D는 수술 전날 A와 A의 딸을 만나, 수술 중 대량 출혈이 발생할 수 있으며, 그럴 경우 수혈을 받지 않으면 장기 손상이나 부전으로 인해 사망할 가능성이 매우 높다고 설명했습니다. 그리고 수술 직전에도 다시 한 번 A에게 수혈 거부 의사가 여전히 유효한지를 확인했으나, A는 끝까지 수혈을 강하게 거부했습니다.

의사 C는 무수혈 방식으로 수술을 시행하였습니다. 수술은 잘 되는 듯이 보였습니다. 하지만 이전 수술로 인하여 조직과 조직이 유착된 부위에서 과다한 출혈과 함께 이로 인한 범발성 응고장애가 발생하였습니다. 이러한 상황을 해결할 수 있는 것은 다른 사람의 혈액을 수혈받는 방법뿐이었습니다. 이에 의사 C는 수술실 밖으로 나가 A의 가족들에게 A의 상태를 설명한 후 수혈을 권유하였습니다. A의 자녀들은 수혈을 강력히 원하였지만 A의 남편은 종교적 이유로 수혈을 거부하였습니다. 결국 의사 C는 의료진을 통해 여호와의 증인 교섭위원회에 이 사건과 관련하여 수혈이 가능할지에 대하여 자문을 급하게 요청하였으나 바로 답신을 받지 못하였습니다.

그런 상황에서도 A는 유착 부위에서 계속해서 출혈이 있었습니다. 결국 의사 C는 수술을 중단하고 A를 중환자실로 옮겼습니다. 결국

A의 남편은 물론 가족들 전부가 수혈에 동의하였지만 환자 A는 폐부종 및 범발성 응고장애로 인하여 수혈이 오히려 상황을 악화시킬 수 있을 가능성이 높은 상태로 변하여 의사 C는 A에게 수혈을 시행하지 않았습니다. 결국 A는 다량의 출혈 및 폐부종으로 사망하였습니다.

의사가 환자를 보다 보면 여러 딜레마에 빠지는 경우가 많습니다. 가장 대표적인 것이 수혈 문제입니다. 환자가 교통사고로 크게 다치거나 아니면 대수술을 하다 보면 수혈이 필요한 경우가 많습니다. 하지만 어떤 환자는 종교적인 이유로 수혈을 거부하는 경우가 있습니다. 그렇다면 의사 C는 환자의 생명을 구하기 위하여 환자와 보호자들의 의견을 무시하고 수혈을 했어야 할까요? 아니면 환자와 보호자들의 판단을 존중하여 수혈을 하지 않은 의사 C의 판단이 합당하였나요?

최신 의학을 선도하는 연구자나 임상의들은 하루가 멀다 하고 획기적인 유전자검사, 면역항암제, 백신 등 신약과 함께 신장이식, 간이식, 심장이식 등 여러 신의료기술을 발표하고 있습니다. 그러나 이러한 신약과 신기술뿐만 아니라, 개인의 종교적 신념이나 선호는 환자를 치료하는 의사들에게 다양한 윤리적 딜레마를 안겨 주고 있습니다. 이런 점에서 의료 분야는 오늘날 가장 첨예하게 의견이 충돌하는 대표적인 영역이라고 해도 과언이 아닙니다.

문제는, 이러한 상황이 의사에게 단순히 소크라테스가 말한 '어떻게 행동해야 하는가'라는 당위의 문제가 아니라는 점입니다. 이는 눈앞의 환자를 어떻게 치료할 것인가에 대한 구체적이고 실존적인 문제이자, 진료 과정에서 끊임없이 마주하게 되는 깊은 고민의 원천이기도 합니다. 더욱이 이러한 문제들이 사회적 이슈로 부각되면서, 법원의 판단을 받는 사례도 점점 늘고 있습니다.

하지만 이러한 문제들에 대하여 의과대학생은 물론 일반인들도 잘 모르는 경우가 많습니다. 의과대학 교수들은 너무 자신의 전문 분야에만 몰두하다 보니 특정 지식에는 매우 능통하지만 모든 의사들이 고민하는 윤리적인 문제를 고민하는 경우가 많지 않습니다. 이러한 지식은 의학지식은 물론 윤리, 더 나아가 법에 대한 지식까지 요구하기 때문입니다. 하지만 최근에 이러한 문제들이 법정으로 가는 경우가 늘어나면서 의과대학생과 현직에서 환자들을 진료하는 의사는 물론 일반인들에게 알려줄 필요성이 점차적으로 증가하고 있습니다.

현재 서점에 가면 의료윤리나 의료법과 관련된 책들을 꽤 볼 수 있습니다. 문제는 상당수의 책들이 철학이나 윤리학, 혹은 법학을 전공한 분들이 쓰다 보니 관련된 주제나 내용이 너무 어렵거나 직접 의료현장에서 맞닿는 문제와 동떨어진 경우가 많고, 내용에 대한 설명도 이해하기 어려워 실제로 이러한 지식이 필요한 사람들에게 도움을 주지 못하고 있는 것 같습니다. 실제 사례를 엮은 책들도 간간히 보이기는 하는데 이러한 책들은 미국책을 번역한 책들이 거의 대부분입니다. 하지만 우리나라에서는 크게 관심이 없거나 문제가 되지 않는 내용이 많고, 혹은 유사한 사건이라고 하더라도 우리나라와 미국은 사법체계는 물론 의료체계도 완전히 달라 해결책도 다르다는 문제가 있습니다.

이와 같은 상황에서 저는 병원에서 환자를 직접 진료하는 의사로서, 실제로 의사들이 겪는 의료윤리 문제들에 대한 고민과 내용을 널리 알리기 위해 이 책을 쓰게 되었습니다. 진료 현장에서 의료윤리와 관련된 문제는 의료의 구석구석에 깊이 스며들어 있어, 우리가 인식하든 못하든 일상과 매우 밀접하게 연결되어 있다는 점도 함께 전하고 싶었습니다.

이러한 이유로, 이 책에서는 외국에서 벌어진 먼 나라 이야기가 아니라, 실제 우리나라에서 의료와 관련해 사회적 논란이 되었던 사건들을 중심으로, 그에 대한 찬반양론을 소개하고 있습니다. 또한 법원의 판단이 내려진 사안의 경우, 그 판결 내용도 함께 제시하였습니다.

이처럼 책을 쓸 수 있었던 이유는, 제가 의과대학을 졸업하고 전문의 과정을 거쳐 현재 대학병원에서 전문의이자 교수로 환자를 직접 진료하고 학생들을 가르치고 있는 의사이며, 동시에 법을 체계적으로 공부했기 때문입니다.

주의할 점은, 모든 논란에는 상반된 주장이 존재하고, 각 주장에는 나름의 근거가 있다는 것입니다. 양쪽 주장이 모두 일리 있어 보여도, 법원은 하나의 입장에 손을 들어줄 수밖에 없습니다. 따라서 시대의 흐름이나 사회의 가치관이 바뀌면 같은 사안도 다른 결론이 나올 수 있습니다.

이러한 이유로, 단순히 법원의 판결만 아는 것은 충분하지 않습니다. 중요한 것은 그 판단이 나오게 된 배경과, 서로 다른 주장의 논거를 충분히 검토하고 이해하는 것입니다. 이러한 과정을 통해 독자 여러분은 자신의 가치관에 비추어 의료와 관련된 다양한 갈등과 대립을 이해하고, 스스로의 결론을 내릴 수 있게 될 것입니다.

이 책은 현재 의학을 배우고 있는 의과대학생은 물론, 진료 현장에서 환자를 돌보고 있는 의사, 그리고 의대를 준비하며 논술 시험을 대비하는 학생들에게도 도움이 될 것으로 기대합니다. 또한 의료에 관심 있는 일반 독자들에게도 유익한 내용을 담고 있습니다.

이 책을 통해 의료 현장에서 환자를 대하며 마주할 수 있는 생명윤리의 여러 난제들을 독자 여러분이 조금이나마 경험하고, 함께 고민해볼 수 있기를 바랍니다.

즐거운 독서가 되시길 바랍니다.

2026년 1월,

상일동에서

박창범

3장

과학의 발전과 윤리적 책임

4장

사회적 편견과 의료 정의

5장

의료 체계와 전문가의 윤리

6장

의료가 사회와 만나는 지점

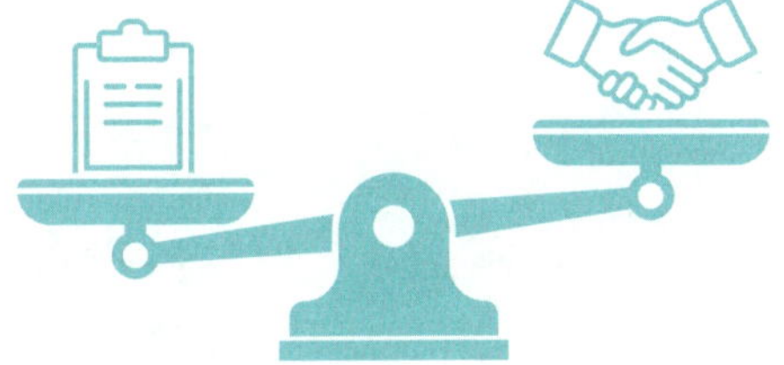

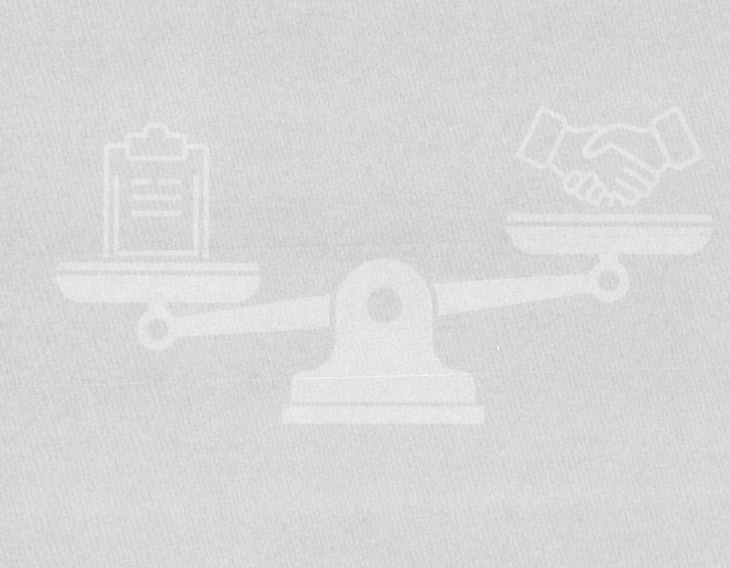

1장

생명의 존엄성과 자기결정권

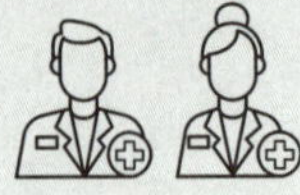

생명은 누구의 것일까요?

의학이 발전하면서
우리는 점점 더 많은 선택의 기로에 서게 됩니다.
언제까지 치료를 받을 것인지,
어떤 치료를 거부할 것인지,
새로운 생명을 언제 어떻게 맞이할 것인지에 대한 결정들 말입니다.

1장에서는
개인의 자기결정권과 생명의 존엄성이 충돌할 때
우리가 직면하는 딜레마들을 살펴봅니다.
종교적 신념으로 수혈을 거부하는 환자,
진실을 알고 싶지 않은 암환자,
자신의 죽음을 선택하고 싶어하는 말기환자까지.
이들의 이야기를 통해 '자율적 선택'이라는 것이
얼마나 복잡하고 무거운 것인지 생각해보게 됩니다.

01

정신병원에 강제로 입원시켜도 되나요?

A는 자신의 집에서 편안히 자고 있던 중에 갑자기 들이닥친 3명의 남성에 의해 손과 발이 포승줄에 묶였습니다. 이들은 정신병원 B에 근무하는 간호사들로 A를 응급이송 차량에 실어 정신병원에 입원시켰습니다. 알고 보니 A의 자녀 2인이 A가 정신병원에 입원치료가 필요하다고 요청하였고 정신건강의학과 전문의 1명이 A의 입원치료가 필요하다는 진단을 내려 정신병원 B에 강제입원을 시킨 것이었습니다. 이 일이 발생하기 한두 달 전부터 A는 갱년기 우울증 때문에 신경정신과 외래 진료를 받고 있었을 뿐이었습니다.

A는 자신이 정신병원에서 입원치료를 받을 정도의 정신 질환에 걸려 있거나 자신의 건강, 안전이나 타인의 안전을 해할 염려가 없었음에도 강제로 입원되었다고 말하면서 퇴원을 주장하였습니다.

이렇게 환자의 의사에 상관없이 강제적으로 정신병원에 입원시켜도 문제가 없을까요?

정신질환자에 대한 사회적 편견

많은 사람들이 정신질환자들은 공격적이고 위험하다는 인식을 가지고 있습니다. 실제로 2016년 강남역 근처에서 조현병 환자에 의한 묻지마 살인사건이 발생하면서 정신질환자들이 폭력적이라는 사회적 편견이 증가하는데 한몫을 했습니다. 2007년 정신질환에 대한 국민인식조사에 따르면 76.6%의 응답자가 정신질환자들이 일반인보다 위험한 편이라고 응답하는 등 정신질환자에 대하여 부정적인 인식을 가지고 있는 것으로 나타났습니다.

우리나라의 강제입원 현실

그렇다면 정신질환이 있거나 의심되는 경우, 본인의 동의 없이 정신병원에 강제로 입원시켜도 될까요?

일반적으로 우리나라 의료환경에서 강제입원이라는 것은 존재하지 않으며 환자의 자발적인 입원과 치료가 보장됩니다 하지만 정신질환자의 경우는 다릅니다. 본인의 의사와 관계없이 정신건강의학과 의사의 소견 및 보호자의 동의만으로도 강제적인 입원 및 입원연장이 가능합니다. 이는 많은 중증 정신질환자들이 자신의 질환을 인지하지 못하고 치료를 거부하기 때문입니다. 하지만 중증 정신질환자에 대한 강제입원이 가능해지면서, 위 사례처럼 이를 악용하는 경우가 발생하고 있습니다.

그렇다면 정신질환자를 강제입원시키는 경우가 얼마나 될까요?

2015년 국내 정신의료기관 및 요양시설에 입원해 있는 조현병, 조울증 정신질환자는 81,105명이었습니다. 이 중에서 비자발적 입원환자는 55,041명으로 강제입원률이 67.9%에 달했습니다. 2015년 법 개정으로 비자발적 입원 요건이 강화되면서 2016년에는 비자발적 입원 비율이 46.1%로 낮아졌습니다. 하지만 여전히 독일의 1%, 영국의 13.5%, 이태리의 12% 등 선진국에 비하여 현격히 높은 수준입니다.

강제입원 찬성론

그렇다면 중증 정신질환자에 대한 강제입원은 필요할까요? 강제입원에 찬성하는 사람들의 의견을 살펴보겠습니다.

첫째, 치료 거부 문제입니다. 정신질환에 대한 편견으로 심지어 사소한 정신과 치료를 받는 것도 꺼리는 것이 현실입니다. 이런 상황에서 많은 정신질환자들이 입원은 물론 외래에서 치료받는 것을 꺼리기 때문에 어쩔 수 없이 강제치료가 필요하다는 것입니다.

둘째, 급성기 위험성입니다. 정신질환 급성기에는 자해나 타해 위험 가능성이 있습니다. 하지만 이러한 환자들 대다수가 정신병원에 입원하기를 거부합니다. 빠른 치료를 받는다면 자해나 타해 가능성을 낮추고 빠른 사회복귀가 가능하기 때문에 강제입원제도가 필요하다는 것입니다.

셋째, 악용 사례는 극소수라는 점입니다. 위 사례와 같이 보호자 및 정신과 전문의가 입원이 불필요한 사람을 강제입원시키는 경우는 극히 일부에 불과합니다. 우리나라의 경우 강제입원 절차가 너무 쉬운 것이 문제이지 강제입원 자체가 문제가 아니라는 것입니다. 따라서 이러한 폐단을 근절하기 위해서는 강제입원 과정에서 정신과 의사의 도덕성이나 법적 요구조건을 강화해야 하지 강제입원을 금지해서는 안 된다는 것입니다.

넷째, 가족의 고통 해결입니다. 정신질환자 가족은 환자로 인해 말

못 할 신체적, 정신적 고통을 겪는 경우가 많습니다. 이들의 고통을 줄여주기 위해서 강제입원이 필요하다는 것입니다.

강제입원 반대론

하지만 강제입원에 반대하는 사람들의 주장도 일리가 있습니다.

첫째, 진단의 주관성 문제입니다. 강제입원은 개인의 자율성과 존엄성을 침해하는 것이기 때문에 엄격한 기준을 가지고 시행되어야 합니다. 하지만 정신질환의 경우 신체질환과 달리 질병상태의 경계가 불분명한 경우가 많습니다. 또한 증상이 나타나는 양상이나 진단에 있어서 객관적인 검사보다는 병력청취나 사람들로부터 얻는 정보 등 주관적인 판단으로 결정됩니다. 따라서 자의적이고 남용될 여지가 많다는 것입니다.

둘째, 위험성 예측의 한계입니다. 자신이나 타인의 안전을 해할 위험성의 정도를 평가하는 현재의 기준이 명확하지 않습니다. 위험성도 예측하기 어려운 현실을 고려할 때 강제입원은 자해나 타해 위험성을 낮추는 효과보다 정신질환자의 자유권이 침해될 가능성이 높다는 것입니다.

셋째, 윤리적 문제입니다. 개인과 사회의 안전을 위하여 정신질환자를 강제입원시키는 것이 윤리적으로 옳은가 하는 문제는, 다수를 위해 소수를 희생시키는 것이 옳은가 하는 윤리적 판단과 연결됩니다.

헌법재판소는 현재의 강제입원제도가 정신질환자의 신체의 자유를 과도하게 침해하였다고 판단하였습니다. 이에 국회는 2015년 강제입원 대상을 '망상, 환각, 사고나 기분장애 등 독립적으로 일상생활을 영위하는데 중대한 제약이 있는 환자로서 치료의 필요성과 자해 및 타해 위험'의 두 가지 모두 충족시키는 경우로 제한하도록 법령을 개정하였습니다. 그리고 강제입원을 할 때 정신과 전문의 1인의 의견에서 2인으로 강화하였습니다.

참고로 많은 사람들이 정신질환자가 폭력적이라고 생각합니다. 그렇다면 실제로 정신질환자가 폭력을 행사하는 경우가 흔할까요? 그렇지는 않아 보입니다. 미국 법무부 조사에 따르면 미국에서 일어나는 전체 살인사건 중에서 정신이상의 경력을 가진 사람들에 의한 경우는 4.3%에 불과하였습니다. 우리나라의 경우도 다르지 않습니다. 대검찰청에 따르면 2015년 인구 10만 명당 강력범죄자 수를 계산하면 일반인의 경우 68.2명인 반면 정신질환자들의 강력범죄자는 33.7명으로 절반에 미치지 못하고 있습니다. 하지만 많은 사람들이 이렇게 생각하는 이유는 정신질환자들에 의한 강력범죄사건이 발생하면 언론에서 관심을 가지고 높은 빈도로 노출되는 경우가 더 많기 때문으로 생각됩니다.

02

수혈은 받기 싫어요

62세 A는 독실한 여호와의 증인 신자인 여성입니다. 그녀는 20년 전 결핵성 관절염으로 우측 엉덩이 관절 부위와 골반을 유합하는 수술을 받았습니다. 하지만 한 달 전부터 수술 부위에 다시 통증이 발생하였습니다. A는 기존에 수술받았던 엉덩이 관절 부위를 인공관절로 교체하는 수술을 받기 원했습니다.

문제는 A가 자신의 종교적인 문제로 인하여 무수혈 방식으로 수술을 받고 싶다는 것입니다. 이에 수술이 가능한지 여러 의사와 상의하였지만 대부분의 의사들은 환자의 상태로 볼 때 무수혈 수술은 위험성이 너무 크다고 판단하고 거절하였습니다.

다행히 마지막으로 방문한 정형외과 의사 C에게 무수혈 방식으로 수술하는 것이 가능하다고 이야기 들었습니다. 다만 상황에 따라서는 수혈을 하지 않으면 출혈로 인하여 사망에 이르게 될 가능성을 매우 높다는 설명을 들었습니다. A는 자신의 종교적인 신념에 따라 어떠한 상황에서도 수혈을 하지 말 것을 다시 한 번 요구하면서 의사 C에게 수혈을 거부하고 이로 인하여 발생하는 문제에 대하여 책임을 묻지 않겠다는 책임면제각서를 제출하였습니다.

해당 병원 마취과 의사 D는 수술 전날 A와 A의 딸을 만나, 수술 중 대량 출혈이 발생할 수 있으며, 그럴 경우 수혈을 받지 않으면 장기 손상이나 장기 부전으로 인해 사망할 가능성이 매우 높다고 설명했습니다. 그리고 수술 직전에도 다시 한 번 A에게 수혈 거부 의사가 여전히 유효한지를 확인했으나, A는 끝까지 수혈을 강하게 거부했습니다.

의사 C는 무수혈 방식으로 수술을 시행하였습니다. 수술은 잘 되는 듯이 보였습니다. 하지만 이전 수술로 인하여 조직과 조직이 유착된 부위에서 과다한 출혈과 함께 이로 인한 범발성 응고장애*가 발생하였습니다. 이러한 상황을 해결할 수 있는 것은 다른 사람의 혈액을 수혈받는 방법뿐이었습니다.

이에 의사 C는 수술실 밖으로 나가 A의 가족들에게 A의 상태를 설명한 후 수혈을 권유하였습니다. A의 자녀들은 수혈을 강력히 원하였지만 A의 남편은 종교적 이유로 수혈을 거부하였습니다. 결국 의사 C는 의료진을 통하여 여호와의 증인 교섭위원회에 이 사건과 관련하여 수혈이 가능할지에 대하여 자문을 급하게 요청하였으나 바로 답신을 받지 못하였습니다.

* 전신의 미세혈관에 작은 혈전이 형성되고 이로 인해 혈액응고와 관련된 물질들이 고갈되면서 지혈이 되지 않는 상황

그 사이에도 A의 유착 부위에서는 출혈이 계속되었습니다. 의사 C는 수술을 중단하고 A를 중환자실로 옮겼습니다. 이후 A의 남편은 물론 가족 모두가 수혈에 동의했지만, 환자는 이미 폐부종 및 범발성 응고장애로 인해 수혈이 오히려 상황을 악화시킬 수 있는 상태가 되어 있었습니다. 의사 C는 수혈을 시행하지 않았고, A는 다량의 출혈 및 폐부종으로 사망했습니다.

그렇다면 의사 C는 환자의 생명을 구하기 위하여 환자와 보호자들의 의견을 무시하고 수혈을 했어야 할까요? 아니면 환자와 보호자들의 판단을 존중하여 수혈을 하지 않은 의사 C의 판단이 합당하였나요?

의료윤리의 기본원칙

의사는 질병과 치료에 대한 전문지식을 가지고 문진과 검사를 통해 진단을 하고 환자에게 치료에 대한 의견을 제시하면 환자는 자신의 종교나 가치관에 따라 의사의 의견에 따를지 여부를 자율적으로 선택하게 됩니다. 즉, 환자는 의사의 의견을 따를지 말지를 선택할 자유가 있습니다. 문제는 환자의 이러한 선택이 환자에게 해가 될 것으로 예측되는 경우가 종종 있습니다. 이러한 상황에서 의사는 환자의 의견을 존중할 것인지 아니면 의사의 전문지식을 바탕으로 환자의 의견을 무시할지 고민이 될 때가 많습니다.

의사들이 환자를 진료함에 있어서 헌법과 같은 원칙이 있는데 이를 의료윤리 4원칙이라고 합니다. 이 4원칙이 바로 자율성 존중의 원칙, 악행 금지의 원칙, 선행의 원칙, 정의의 원칙입니다.

자율성 존중의 원칙이란 환자는 자신의 일을 결정할 자율권(자기결정권)을 가지며 타인에게 피해를 주지 않으면 그 권리가 침해를 받아서는 안 된다는 원리입니다. 악행 금지의 원칙이란 환자에게 피해를 주는 일에는 의술을 사용하지 않는다는 원칙입니다. 선행의 원칙이란 선한 일을 위해 의술을 사용한다는 것입니다. 정의의 원칙은 모든 재화의 분배는 정의롭게 되어야 한다는 것입니다

이 4원칙은 직관적이며 이해하기 쉽지만 현실세계에서는 이 원칙들이 서로 부딪치는 경우가 있기 때문에 의사가 치료방침를 결정하는데 갈등을 겪는 경우가 종종 있습니다.

자율성과 선행의 원칙 충돌

가장 흔한 경우가 선행의 원칙과 자율성 존중의 원칙이 충돌하는 경우로 앞서의 사례와 같이 환자가 스스로 결정한 치료방법이 환자

본인의 생명을 해할 가능성이 높을 경우 의사가 이를 존중하여야 할지 아니면 환자의 생명을 구하기 위하여 환자의 결정을 무시하고 의사의 자의대로 할지 여부입니다. 만약 자율성 존중의 원칙을 따르게 되면 의사는 환자의 스스로의 결정이 결국 환자에게 나쁜 영향을 미칠 것을 인지하더라도 환자의 의견을 존중하고 따라야 합니다. 하지만 선행의 의무가 우선한다면 의사는 환자에게 최선의 이익이 돌아오는 의료를 우선해야 합니다.

전통적으로는 선행의 원칙이 환자의 자율성 존중 원칙보다 우선한다고 보았습니다. 이러한 관점에서는 의사들이 환자의 요구나 행동이 자신의 전문지식에 비추어 환자에게 나쁜 결과가 예상된다면 그 요구를 거절하거나 무시하고 환자에게 도움이 된다고 생각하는 의료행위를 수행할 수 있습니다. 극단적으로는 환자를 위한다는 이유로 환자의 의견을 묻지 않거나 심지어 속이는 것도 정당하다고 할 수 있습니다. 하지만 이러한 관점은 스스로 자신의 치료 여부와 방법을 선택할 수 있는 환자의 자율성을 전적으로 무시한다는 문제가 있습니다. 또한 의사가 의료적 전문지식과 의학적 가치관, 경험에 따라 결정한 판단이 실제로 중립적이고 가장 좋은 치료라는 것을 입증하기 어려운 경우도 있습니다. 만약 의사의 편견이나 판단착오가 발생하는 경우 환자에게 오히려 해를 줄 수도 있습니다.

그렇다고 환자의 자기결정권을 무조건 존중하는 것도 문제가 될 수 있습니다. 환자가 치료를 결정하는 데 있어서 자신에게 도움이 될지는 물론 치료방법 및 질병상태, 예후, 경제적 상태, 종교 및 신념, 그리고 의료기관과 의사에 대한 믿음과 같은 여러 인자들이 영향을 미치기 때문입니다.

이중에서도 가장 문제가 되는 것은 환자의 경제적 이유나 종교적인 이유로 인한 경우입니다. 환자가 특정치료를 하면 회복되거나 도움이 된다는 알고 있지만 치료비가 너무 많이 든다는 이유로 치료를 거부하거나 혹은 종교적인 이유로 치료를 거부한다면 의사는 이와 같은 환자의 판단을 존중해야 할지 아니면 무시할지에 대하여 많은 갈등을 느끼게 됩니다.

법원의 판단

그렇다면 우리나라 법원은 어떻게 판단했을까요? 법원은 위의 사례에서 의사의 의료행위에는 문제가 없다고 판단하였습니다. 다만 위와 같은 문제를 해결하기 위하여 3단계 프로세스를 제안했습니다.

> 1단계: 환자의 의료적 자기결정권을 생명침해의 위험이 없는 한도 안에서만 인정하되, 만약 실제 치료 도중에 생명에 위험이 발생한 경우 환자의 자기결정권은 효력을 잃게 된다.

2단계: 환자의 생명이 위험에 처하게 되는 경우 의사는 환자의 진의를 다시 한 번 확인한다. 환자의 의식이 없는 경우에는 가족들의 의견이나 종합적 상황을 고려하여 환자의 의료적 자기결정권과 환자의 생명을 평가한다. 만약 같은 가치로 인정되지 않을 경우 의사는 생명보호의무에 따라야 한다.

3단계: 만약 의사가 전문적 재량권을 행사하여 환자의 자기결정권에 반하는 의료조치를 결정한 경우에는 비록 잘못된 의사의 판단으로 인한 나쁜 결과가 발생하더라도 이에 대하여 최종적으로 법원이 판단하여 책임을 물을 수 없다.

이와 같은 법원의 해결책은 환자의 자율성도 존중되어야 하지만 생명 보호가 가장 우선되어야 한다는 것을 강조한 것으로 보입니다.

미성년자의 경우

정리하면 앞서 사례의 경우 환자가 성인이면 자신의 가치관에 따라 나쁜 예후가 예상되더라도 자신의 의지로 치료행위와 범위를 결정할 수 있고 이와 같은 결정은 존중받아야 한다는 것입니다.

그렇다면 부모가 미성년자인 자녀들의 나쁜 예후가 예상되는 치료행위와 범위를 결정할 수 있을까요? 예를 들어 부모가 자신의 종교적 이유로 자녀가 수혈받는 것을 거부한다면 이와 같은 부모의 결정을 존중해야 할까요?

이와 관련된 판례가 있어 소개하면 다음과 같습니다. 11세 여아가 전격성 간염으로 인한 장내 출혈로 인하여 수혈이 필요한 상황이었습니다. 하지만 아이의 엄마는 종교 및 수혈과 관련된 부작용 후유증이 걱정된다는 이유로 수혈을 완강하게 거부하였고 결국 여아가 사망하였습니다. 법원은 아무리 부모라고 하더라도 자신의 종교적 신념이나 후유증 발생의 염려만을 이유로 자식의 수혈을 거부하여 사망에 이르게 할 정당한 권리가 있다고는 할 수 없으며 이는 아이를 위험한 장소에 유기한 것과 다름이 없다고 하여 유죄 판결을 내렸습니다.

비슷한 예로 2020년 간질발작 뇌병증을 앓고 있는 4세 아이가 폐렴으로 병원에 입원하였고 기관삽관 상태로 치료받았지만 점차적으로 악화되어 기관절개가 필요한 상황이었습니다. 하지만 아이의 부모는 경제적인 이유로 치료를 거부하였습니다. 해당 병원은 친권자의 동의 없이 치료를 해도 되는지 법원에 판단을 구한 사건에서 법원은 친권을 가진 부모가 해당 병원에서 시행하는 의료행위를 방해하거나 퇴원을 요구해서는 안 된다고 명령하였습니다. 다만 해당 병원은 보호자가 치료비를 내지 않을 것으로 판단하여 모든 진료비를 병원의 응급의료기금이나 병원후원금으로 처리하였습니다.

03

어머니에게 암에 걸린 사실을 알리지 말아 줄래요?

80세 A가 빈혈로 병원에 내원하였습니다. 서둘러 내시경을 해보니 위암 말기였습니다. 주치의 B는 이 사실을 A의 딸에게 알렸습니다. A의 딸은, 어머니에게 정확한 사실을 알리면 치료를 거부할까 우려하여, 위암 초기이므로 반드시 치료를 받아야 한다는 내용만 전달해 주기를 원했습니다.

의사 B는 A에게 정확한 진단결과와 예후를 알려야 할까요? 아니면 딸의 요청대로 사실과 다른 말을 해야 할까요?

의료의 기본원칙 중의 하나는 환자가 자신의 의료와 관련된 문제는 스스로 결정해야 한다는 것입니다. 그리고 의사는 이러한 환자의 자율성을 인정하고 존중해야 합니다. 이렇게 하기 위해서는 의사는 환자에게 진단결과 및 선택할 수 있는 치료법을 모두 알려주고 환자는 자신의 상태를 충분히 이해하고 스스로 치료 여부를 결정하게 됩니다. 하지만 한국의 많은 의사들은 환자가 중병이나 완치 가능성이 낮은 질병에 걸렸을 때 보호자와 상의하고 환자에게 진실을 알리지 않는 경우가 많습니다.

문화적 차이

그렇다면 이러한 의사의 행동은 올바른 것일까요? 미국이나 서유럽의 경우 환자는 자신의 문제를 스스로 결정해야 한다는 인식을 가지고 거의 대부분의 의사들은 환자에게 진실을 알립니다. 이를 통해 환자는 충분한 시간을 가지고 치료를 적극적으로 받을지 아니면 치료를 중단하고 유언장을 쓰거나 남은 인생을 즐기는 등 삶을 정리하는 과정으로 갈지를 스스로 결정하게 됩니다.

하지만 우리나라와 같은 유교문화권에서는 회복할 수 없는 중병에 걸렸다는 것을 환자에게 직접 이야기하는 것을 꺼리고 보호자와 상의하고 결정하는 경우가 많습니다. 만약 가족들이 중병에 걸렸다는 것을 직접적으로 알리기 원치 않는다면 의사는 환자에게 진실을 이야기하지 않는 경우가 많습니다.

우리나라에서 환자 본인의 의견보다 가족들의 의견을 중시하는 이유는 무엇일까요? 아마도 개인의 일이라도 가족이 개입하는 유교문화의 특수성 때문이라고 생각합니다. 그리고 우리나라에서 의료비용을 환자 본인이 아닌 자녀와 가족이 부담하는 경우가 많기 때문일 수도 있습니다. 마지막으로 의료서비스와 관련하여 문제가 발생하거나 만족하지 않을 때 소송을 제기하는 것도 가족이기 때문에 의사의 입장에서는 가족의 의견을 무시할 수 없습니다. 하지만 흥미롭게도 많은 보호자들은, 자신이 회복 불가능한 중병에 걸린다면 어떻게 해주기를 원하는지 묻는 질문에 진실을 알고 싶다고 답합니다. 이는 아이러니입니다.

진실 고지를 꺼리는 이유

그렇다면 환자 보호자들이 환자에게 진실을 알리는 것을 원치 않는 이유는 무엇일까요? 많은 보호자들은 환자가 상심하고 삶에 대한 희망을 잃어버려 모든 치료를 거부할 가능성을 우려하기 때문으로 대답합니다. 환자가 진실로 회복 가능성이 없는 중병이라는 자신의 병 상태를 알고 싶어하지 않다고 대답하는 경우도 있습니다.

어떤 이유든지 우리나라의 경우 환자 본인은 질병상태가 악화되어 삶을 정리할 시간이 없을 때야 비로소 진실을 알게 되는 경우가 비일

비재합니다. 이와 같은 상황은 많은 환자들이 스스로의 삶을 결정하거나 정리할 시간을 놓치고, 불필요한 치료로 인하여 신체적, 정신적으로 피폐해지는 경우를 종종 볼 수 있습니다.

그렇다고 우리나라와 같은 유교전통이 강한 사회에서 의사가 가족의 의견을 전적으로 무시하고 환자에게 모든 것을 설명하는 것도 쉽지는 않습니다. 또한 환자가 자신의 병에 대한 진실을 알고 싶어하는지, 스스로 결정하고 싶어하는지 파악하기도 어렵습니다.

환자 의사를 파악하는 방법

그렇다면 의사는 환자가 진실을 알고 싶어하는지를 알 수 있는 방법이 있을까요? 간접적으로 확인하는 방법이 있습니다. 바로 친척이나 제3자의 사례를 환자에게 물어보면 됩니다.

예를 들어 '가족 중에서 암이나 심장병으로 돌아가신 분이 있다면 환자분이나 가족들은 그 상황에 어떻게 대처하셨나요? 그분에게 사실을 알렸나요?'라고 물어보는 겁니다. 만약 환자가 그러한 상황에서 돌아가신 분에게 사실을 알렸다면, 자신도 진실을 알기 원할 가능성이 높습니다. 반면 사실을 알리지 않았다면 자신도 진실을 알기 원치 않을 가능성이 높습니다. 이러한 방법은 간접적으로 환자의 의사를 확인하는 방법이기 때문에 맞지 않을 수도 있지만 그럼에도 불구하고 환자의 의사를 어느 정도 파악하는데 도움이 될 것으로 생각합니다.

의식불명 환자의 치료 결정

이와 함께 환자가 의식이 없거나 치매를 앓고 있는 등 환자의 의사를 직접적으로 추정할 수 없을 때에는 치료결정을 어떻게 해야 할 지도 고민입니다. 일반적으로는 이러한 경우에 가족이 치료중단 여부를 결정하게 됩니다. 가족은 환자의 성격, 가치관, 인생관 등에 관하여 충분히 알고 그 의사를 정확하게 추정할 수 있으며, 환자의 병이나 치료내용, 예후 등에 관하여 충분한 정보와 정확한 인식을 가지고 있을 뿐 아니라 가족들은 환자의 입장을 지지한다고 가정하기 때문입니다.

하지만 그렇지 않은 경우도 있습니다. 환자와 가족과의 관계가 좋지 않거나, 재산상속과 관련된 문제가 있거나, 혹은 과도한 치료비와 같은 경제적 문제가 발생한다면 가족이라고 하더라도 환자의 의사를 왜곡할 수도 있습니다.

해외 사례와 우리나라의 제도

그렇다면 외국은 이와 같은 문제를 어떻게 해결하고 있을까요?

스코틀랜드의 경우 환자 가족들과 상의한 의사가 환자치료 여부를 결정하도록 하는데 만약 의사와 환자 가족 사이에 의견이 일치하지 않으면 후견인을 선임하도록 법원에 신청할 수 있습니다. 잉글랜드도 가족은 정신장애와 관련된 치료에 한하여 예외적으로 권한을 보유하며 환자치료는 가족이 아닌 환자에게 가장 이익이 되는 방향으로 결정하도록 하고 있습니다.

우리나라도 2013년부터 성년후견제도를 도입하여 이러한 문제를 해결하려고 하고 있습니다. 성년후견제도란 장애, 질병, 노령 등으로 인해 사무 처리 능력에 어려움이 있는 성인에게 가정법원의 결정이나 후견계약을 통해 선임된 후견인이 재산 보호는 물론, 의료 행위나 거주지 결정 등에서 폭넓은 지원과 결정을 할 수 있도록 하는 제도입니다.

04

34주 된 태아를 임신중절 해도 될까요?

26세 임신부 A가 산부인과 의사 B와 상담을 하기 위해 내원하였습니다. 임신부 A는 현재 임신 34주로서 미혼모로 직장 문제로 임신중절을 원한다고 합니다. 산부인과 의사 B는 독실한 가톨릭 신자로서 34주인 태아는 낙태를 하기는 늦었다고 생각하여 임신중절 수술을 거절하였습니다.

그렇다면 산부인과 의사 B는 임신중절을 거절해도 문제가 없을까요?

유산이란 분만기에 앞서 자연적으로 자궁 내의 태아가 모체 밖으로 배출되거나 사망하는 것으로 의도가 개입되어 있지 않기 때문에 법적 혹은 윤리적으로 문제가 되지 않습니다. 이에 비하여 임신중절(낙태)이란 자연적인 분만기에 앞서 인위적으로 자궁 내의 태아를 모체 밖으로 배출되거나 사망하도록 하는 것으로 많은 논란을 일으키게 됩니다.

그럼에도 불구하고 임신부는 여러 이유로 임신중절을 고민하고 실제로 실행합니다. 예전에는 임신부가 높은 곳에서 뛰어내리거나, 데굴데굴 구르거나, 양잿물을 마시는 등 태아는 물론 임신부 자신에게도 매우 위험한 방법을 쓰는 일이 많았습니다. 그러나 지금은 임신중절 약물을 복용하거나, 산부인과에서 임신중절 수술을 받는 방식으로 이루어지고 있습니다.

찬반론과 사회적 쟁점

그렇다면 임신중절을 법적으로 허용해야 할까요?

임신중절을 찬성하는 사람들의 주요 논거는 다음과 같습니다. 첫째, 여성은 자신의 몸과 건강에 대해 자유롭게 결정할 권리가 있으며, 이는 임신도 마찬가지이기 때문에 임신중절을 허용해야 한다는 것입니다. 둘째, 임신중절이 합법적이고 안전하게 수행될 수 있는 환경을 조성해야 불법적이고 위험한 임신중절로 인한 임신부의 건강 위험을 줄일 수 있다는 것입니다. 셋째, 임신중절을 허용해야 여성이 자신의 삶을 계획할 더 나은 기회를 가질 수 있다는 것입니다. 여성이 사회적·경제적으로 임신을 유지할 조건이 갖추어지지 않음에도 불구하고 자유로이 임신중절을 할 수 없다면 여성은 자신의 삶을 계획할 수 없다는 것입니다.

이에 비하여 임신중절을 반대하는 사람들의 의견도 만만치 않습니다. 첫째, 태아도 독립적인 생명체로서 엄마의 몸과 건강에 대하여 자유롭게 결정할 권리보다 태아의 생명권이 우선된다는 것입니다. 둘째, 현재 많은 문화 및 종교에서 생명 존중은 중요한 의무로 임신중절은 생명을 존중하지 않는 잘못된 행위로 간주되기 때문입니다. 마지막으로 임신중절을 허용하면 다른 생명과 관계된 여러 다른 윤리적인 기준들을 약화시킬 수 있다는 것입니다. 즉, 임신중절을 허용하면 나중에 더욱 극단적인 생명권을 침해하는 길로 이어질 수 있다는 것입니다.

한국의 현실과 법적 쟁점

그렇다면 우리나라는 어떨까요? 2019년 헌법재판소는 임신중절을 금지하는 법률에 대하여 위헌 결정을 내렸고 이후로는 임신중절을 법적으로 허용하고 있습니다. 하지만 임신중절을 어디서부터 어디까지 어떻게 허용할지에 대한 구체적인 법률이 제정되지 않아 여러 법적 및 윤리적인 논란이 발생하고 있습니다.

예를 들어 보면 다음과 같습니다.

첫째, 언제부터 태아를 독립적인 생명체로 인정할 것인가의 문제입니다. 태아를 독립적인 생명체로 인정하는 순간부터 한 인간으로서의 권리를 가지기 때문에 이는 매우 중요한 문제입니다. 판례에 따르면 형법에서는 규칙적인 진통을 동반하여 태아가 태반으로부터 이탈하기 시작한 때, 즉 분만이 개시된 때를 기준으로 삼고 있습니다. 반면 민법은 태아가 모체로부터 전부 노출된 때를 출생 시기, 즉 인간으로 인정하는 시점으로 보고 있습니다. 다만 예외적으로 불법행위로 인한 손해에 대한 배상청구권과 상속에 관해서는 태아의 권리능력을 인정하고 있습니다.

둘째, 임신중절을 건강보험급여의 혜택을 받도록 해야 할지 여부입니다. 원칙적으로 보험은 예측 불가능한 상황에 대비하는 제도입니다. 따라서 국민건강보험은 범죄행위나 고의적 행위에는 보험 혜택을 제공하지 않습니다. 그러나 출산과 인공수정술은 건강보험급여 혜택을 받습니다. 임신중절은 예측하지 못한 사항이라기 보다는 자의에 가깝습니다. 또한 임신중절에 건강보험급여 혜택을 받게 한다면 무분별한 임신중절 수술이 증가할 수 있다는 우려도 있습니다. 건강보험 적용 찬성 측은 경제적 어려움이 임신중절 결심의 주요 원인이라고 지적합니다. 따라서 건강보험급여 혜택을 제공하면 비용 부담 감소와 수술 후 적절한 관리가 가능해지며, 그동안 음성적으로 이루어졌던 낙태에 대한 모니터링과 통계 확보도 용이해진다고 주장합니다.

셋째, 의사가 자신의 신념이나 종교적인 이유로 임신부의 임신중절 요청을 거부할 수 있을지 여부입니다. 의료법에서는 의사가 '정당한 사유'없이 진료 거부를 할 수 없다고 규정하고 있습니다. 그렇다면 이러한 '정당한 사유'에 의사의 개인적인 신념이나 종교적인 이유가 포함되어야 할까요?

참고로 보건복지부는 의사 개인의 신념과 가치에 따라 임신중절과 같이 사회적인 입장이 첨예하게 대립되는 문제에 대하여 진료 거부를 하더라도 형사처벌의 대상으로 보기는 어렵다는 입장을 밝혔습니다.

넷째, 의사나 의료기관이 환자의 편의를 위하여 임신중절 수술을 시행하지 않는다는 것을 공표해야 할지도 문제입니다. 이렇게 공표를 하면 임신부가 임신중절 수술을 하는 병의원을 찾는데 어려움을 다소 줄일 수 있지만 이러한 공표는 해당 의사나 의료기관의 양심 표명의 자유(자신의 양심에 따른 선택을 밖으로 나타내야 하는 것으로 침묵의 자유도 여기에 포함됩니다)를 해한다는 의견도 있습니다. 또한 공표를 하면 반대의견을 가진 사람들의 비판과 폭력에 노출될 가능성도 배제할 수 없습니다. 마지막으로 해당의료기관과 소속된 의사의 의견이 다른 경우 어떻게 해야 할지도 문제가 될 수 있습니다.

다섯째, 임신 몇 주까지 임신중절을 허용할 것인가의 문제입니다.

의학연구에 따르면 태아는 임신 11주가 되면 머리, 심장 등 모든 신체 기관이 만들어지고, 22주가 되면 모체를 떠나 자발적으로 숨을 쉬거나 혹은 인공호흡기의 도움을 받아 생존할 수 있습니다.* 참고로 미국 대법원은 이를 근거로 임신 초기 3개월까지의 낙태는 비교적 안전하고 여성은 임신중절권을 포함한 신체의 자유를 가지기 때문에 임신부가 낙태에 대한 자유로운 결정권을 가지고, 다음 3개월은 정부가 합리적인 규제를 할 수 있으며, 마지막 3개월 동안에는 태아가 모체의 자궁 밖에서 생존할 수 있는 능력이 있다고 추정되기 때문에 국가가 낙태를 금지하는 소위 3분기 구분방식을 제시하였습니다.

34주 태아 임신중절의 윤리적 문제

사례와 같이 임신부의 요청에 따라 34주 된 태아에 대해 임신중절 수술을 해도 문제가 없을까요? 34주 된 태아는 독립적으로 호흡할 수 있으며, 임신중절 수술로 강제로 모체 밖으로 배출되더라도 생존이 가능한 상태이기 때문입니다.

* 1990년대 미국에서 시행된 연구를 보면 21주 이내에 태어난 태아는 모두 사망했지만 22주에는 21%, 23주에는 30%가 생존했습니다. 영국과 아일랜드에서 시행된 연구에는 22주 이내에는 1%만이 생존했지만 23주에는 11%, 24주에는 26%가 생존했습니다. 하지만 의학의 발달로 태아의 생존조건도 변하고 있습니다. 실제 2000년대 일본에서 시행한 연구에서 21주와 23주 사이에 태어난 태아의 40%가 생존했습니다. 그리고 29주정도 되면 생존률이 90%까지 올라가는 등 임신주수가 진행하면 진행할수록 생존확률이 가파르게 올라갑니다.

그렇다면, 임신중절된 태아가 어떻게 생존할 수 있을까요? 임신중절 수술의 방법을 알면 이 상황을 더 잘 이해하는 데 도움이 될 것입니다. 임신 초기인 3개월 이내 가장 흔히 사용되는 임신중절 수술은 흡입술입니다. 이는 얇은 진공관을 자궁에 삽입하여 태아와 태반을 잘게 부순 다음에 진공관을 통해 빨아들이는 방법으로 태아가 엄마의 자궁에서 나올 때 이미 사망한 상태입니다. 하지만 임신 중기나 후기에는 이러한 방법을 사용하지 않고 약물을 통해 자궁수축을 유도하여 자연스럽게 태아가 모체로부터 나올 수 있게 하는 유도분만이나 제왕절개와 같은 방식으로 임신중절 수술을 합니다. 이와 같은 방법은 정상적인 출산을 위해 사용하는 방법과 동일하기 때문에 임신중절을 당한 태아가 살아 있는 채로 엄마의 몸에서 분리되는 경우가 많습니다.

문제는 이렇게 모체로부터 분리된 태아가 숨을 쉬고 살아 있다면 이는 임신부가 원하는 것은 아닐 것입니다. 그렇다면 이렇게 살아있는 태아를 사망에 이르게 해도 문제가 없을까요? 우리나라에서도 이와 관련된 사건이 있어 소개하면 다음과 같습니다.

임신중절 수술이 법적으로 허용되기 전인 2005년, 한 산부인과 의사는 28주 된 태아에 대해 임신중절 수술을 해 달라는 임신부의 요청을 받고, 유도분만 방식으로 수술을 시행했습니다. 그러나 모체에서 분리되어 태어난 태아가 스스로 호흡을 하는 등 살아 있는 상태로 출생하였습니다. 이에 산부인과 의사는 미리 준비해 둔 염화칼륨을 신생아의 가슴에 주입해 숨지게 했습니다. 대법원은, 낙태죄는 태아를 인위적으로 임신부의 몸에서 꺼내거나, 자궁 내에서 살해한 경우에 성립한다고 보았습니다. 따라서 이미 태어난 신생아에게 염화칼륨을 주입한 행위는 단순한 낙태행위로 볼 수 없으며, 신생아가 정상적으로 생존할 가능성이 낮다고 하더라도 최소한의 의료행위 없이 염화칼륨을 주입해 사망에 이르게 한 것은 신생아를 살해하려는 범행 의도가 있다고 판단하여 살인죄를 적용했습니다.

그렇다면, 임신중절 금지에 대한 위헌 판결 이후에는 어떻게 되었을까요?

낙태죄에 대한 위헌 결정이 내려진 지 1년이 지난 2020년, 60대 산부인과 의사가 임신 34주 된 태아에 대해 제왕절개 방식으로 임신중절 수술을 시행한 사건이 있었습니다. 그런데 모체에서 분리된 태아가 살아 있는 상태로 태어나자, 의사는 태아를 사망에 이르게 했습니다. 법원은 해당 산부인과 전문의에게 살인죄를 인정하였습니다.*

* 당시 태아가 살아 있는지 여부에 대하여 임신중절 수술에 참여했던 간호조무사 등이 일관되게 아이의 울음소리를 들었다고 진술하였는데 이를 근거로 살아 있는 상태로 나온 아이를 살해한 사실을 인정하였습니다.

이와 같은 법원의 판결에 많은 사람들이 동의합니다. 하지만 여기서 고려해야 할 것이 있습니다. 만약 임신부가 미혼모이며, 강간으로 인해 원치 않는 임신을 하게 되었다면 어떨까요? 임신 사실을 뒤늦게, 임신 중기에 알게 되었고, 임신중절 수술을 받기 위해 여러 병원을 찾아다녔지만 모두 거부당해 결국 34주가 될 때까지 수술을 받지 못했다고 가정해봅시다. 그런 상황에서 어떤 선한 마음을 가진 산부인과 의사가 임신부의 딱한 사정을 듣고 수술을 시행했지만, 태아가 살아서 태어났다면 어떻게 해야 할까요?

임신중절 수술 과정에서 태아가 살아 있는 상태로 모체와 분리되었다 하더라도, 아무런 보호 조치를 취하지 않으면 시간이 지나면서 사망할 가능성이 높습니다. 그렇다면 이렇게 태아에 대하여 아무런 조치를 하지 않아 사망한 경우에도 산부인과 의사에게 살인죄를 적용할 수 있을까요? 태아가 모체 밖으로 나오기 직전에 두개골 함몰 처치를 하여 사망시킨 후 사체를 추출한 경우, 해당 산부인과 의사에게 살인죄를 적용할 수 있을까요?*

* 이와 같은 방법을 부분출산낙태라고 하는데 이전에 미국에서 시행되었고 많은 논란이 있었습니다. 이에 2003년 미국의회는 부분출산낙태 금지법을 통과시켰습니다. 2007년 연방대법원에서는 Gonzales v. Carhart 사건을 통해 이 법이 헌법에 위배되지 않는다고 판결했습니다.

05

의사는 아이 엄마에게 태아의 성별을 알려줘도 될까요?

33세 임신부 A는 태아 검진을 위해 산부인과 의사 B를 찾았습니다. 검진 결과, 태아는 20주 된 여자아이로 매우 건강한 상태였습니다. A는 태아의 성별이 궁금했고, 이에 산부인과 의사 B에게 성별을 알려달라고 요청했습니다.

의사 B는 A가 이미 두 명의 자녀를 두고 있으며, 모두 여자아이였다는 사실을 알고 있었습니다.

산부인과 의사 B는 임신부 A에게 태아의 성별을 알려주어야 할까요?

남아선호사상과 법적 규제의 역사

30년 전만 해도 아들은 매우 소중한 존재였습니다. 만약 첫째와 둘째가 딸이면 시어머니는 며느리에게 셋째 남자아이를 가질 것을 강요하는 경우가 많았습니다. 이러한 가족의 압박으로 인해 며느리는 셋째를 임신했을 때, 태아의 성별을 확인한 후에 여아일 경우 임신중절을 선택하는 일이 많았습니다.

이러한 현상은 당시 통계자료를 보면 확연히 드러납니다. 자연 성비는 여아와 남아가 1대1이어야 하지만, 1993년 조사에서 셋째 이상 출생 성비는 여아 대 남아가 100대 209로 남아 비율이 매우 높았습니다. 이처럼 임신 초기에 태아 성별을 확인하고 임신중절을 하는 것이 사회 문제가 되자, 1987년 국회는 의사가 진찰 또는 검사를 통해 알게 된 태아의 성별을 임신부와 그 가족을 포함한 누구에게도 알리지 못하도록 금지하는 법을 제정했습니다. 하지만 해당 조항이 헌법 불합치 결정을 받았고 2009년에 임신중절 수술이 어려운 임신 32주 이후에야 태아의 성별을 알려 줄 수 있도록 법을 개정하였습니다. 즉, 임신한 지 32주 이전까지는 의사가 태아의 성별을 알리는 것은 금지되었습니다.

문제는 태아의 성별을 알려주는 것을 법으로 금지하자 의사들은 임신부나 그 가족들로부터 항의를 받는 경우가 많았습니다. 이러한 항의를 받는 의사들은 32주 이전이라도 태아 검진 초음파를 보면서

'뭐가 보이네요' '핑크색 옷이 잘 어울리겠네요' 등 간접적으로 태아의 성별을 알리는 경우가 많았습니다.

사회 인식의 변화

하지만 최근 들어 남자가 대를 잇는다는 유교적인 의식과 남아 선호사상이 급격히 감소하면서 남녀 출생비가 자연 성비와 유사하게 변화하고 있습니다. 예를 들어 1990년에는 여아 100명당 남아 116.5명으로 정점을 찍었지만 2000년에는 110.1명, 2010년에는 106.9명, 2020년 104.8명으로 자연성비와 가까워지고 있습니다. 셋째 아이 이상 출생 성비도 1993년 209.7명이었지만 2000년 143.6명, 2010년 110.9명, 2020년 106.6명으로 자연 성비에 가까워지고 있습니다. 이러한 현상은 태아의 성별에 따라 임신중절을 선택하는 경우가 거의 사라지고 있다는 것을 반증하고 있다고 해도 과언이 아닙니다.

찬반 논리

그렇다면 의사들이 32주 이전이라도 태아의 성별을 알려도 될까요? 찬성론자들은 다음과 같이 주장합니다. 남아 선호 사상이 퇴색하는 등 사회적 인식이 변화하여 남녀 성비가 자연 성비에 근접했으므로, 임신 32주 이전에 태아 성별을 알려도 문제가 되지 않을 것이라는 입장입니다. 둘째, 최근에 시행되는 임신중절의 90%이상이 사회·경제적인 이유이기 때문으로 태아의 성별을 알려줘도 문제가 되지 않는다는 것입니다. 마지막으로 태아의 성별을 알려주는 것을 금지한다고 해서 임신중절이 억제되는 경우는 거의 없으며 오히려 의사들의 부담만 가중시킨다는 것입니다.

하지만 태아의 성별을 알리는 것을 반대하는 사람들의 이야기를 들어보면 첫째, 우리 사회의 남아선호사상은 줄었지만 일부 지역의 경우 여전히 높다는 것입니다. 예를 들어 첫째와 둘째의 경우 자연 성비 수준이지만 셋째와 넷째의 경우 지역에 따라 100대 121~132명으로 조사되고 있습니다. 만약 임신 초기에 태아성별을 알리는 것이 합법화된다면 저출산 시대임에도 불구하고 아들 골라 낳기가 우려된다는 것입니다. 또한 현재 임신 초기 임신중절 수술이 허용되는 상황에서, 성별 선호에 따른 임신중절을 금지하는 등의 대안 없이 임신 초기 태아 성별 고지를 허용하는 것은 매우 위험하다는 주장입니다.

헌법재판소 결정과 법 개정

2024년 헌법재판소는 여성의 사회·경제적 지위 향상과 함께 양성평등 의식이 사회 전반에 상당히 자리 잡아가고 있는 변화를 고려할 때, 임신 32주 이전에 태아의 성별을 알려주는 행위를 태아 생명을 직접적으로 위협하거나 박탈하는 임신중절의 전 단계로 간주하여 이를 제한하는 것은 더 이상 타당하지 않다고 판단했습니다. 또한, 부모가 태아의 성별을 알고자 하는 것은 본능적이고 자유로운 욕구에 해당하며, 현행 규정은 태아 생명 보호라는 목적을 달성하기에 효과적이거나 적합하지 않을 뿐만 아니라, 실제로 임신중절 의도가 없는 부모까지 규제함으로써 법익의 균형을 잃고 과잉금지원칙에도 위배된다고 보아 위헌 결정을 내렸습니다.

이에 따라 2024년 12월 국회는 임신 32주 이전 태아 성별 고지를 금지한 기존 규정을 삭제하는 의료법 개정안을 통과시켰습니다. 그럼에도 불구하고 이에 대한 논란은 여전히 남아 있는 것이 사실입니다.

06

동성 커플도 시험관 시술을 통해 아이를 가질 수 있을까요?

생물학적으로 여성인 A와 B는 서로 사랑하게 되었습니다. 이들은 우리나라에서 법적인 부부로 인정을 받고 싶었지만 동사무소에서는 이들의 혼인신고서를 받아주지 않았습니다. 결국 이들은 동성 결혼을 인정하는 미국으로 건너가 부부로서 인정을 받았고 다시 한국으로 돌아와 함께 살고 있습니다.

그러던 어느 날 이들은 아이를 가지고 싶었습니다. 이에 인근 인공수정 클리닉의 산부인과 의사 C에게 찾아가 정자기증을 받아 인공수정을 통해 아이를 가지고 싶다고 이야기하였습니다.

산부인과 의사 C는 이들에게 기증받은 정자를 이용해 인공수정을 시행해도 괜찮을까요?

동성 결혼의 국제적 현황

동성 결혼이란 성별이 같은 두 사람이 결혼을 하는 것을 말합니다. 동성 결혼을 허용할지 여러 나라에서 논란이 되었지만 점차적으로 동성 결혼을 허용하고 있는 추세입니다. 예를 들어, 미국의 경우 2003년 메사추세츠주가 처음으로 동성 결혼을 허용하였고, 2015년에는 미국 연방대법원이 동성 결혼이 헌법에 의해 보장되는 권리라고 판결함에 따라 미국 전역에서 동성 결혼이 합법화되었습니다. 유럽의 많은 나라들도 동성 결혼을 법적으로 인정하고 있습니다. 하지만 우리나라에서는 아직 동성 부부를 법적으로 인정하고 있지 않습니다.

이렇게 이미 외국의 여러 나라에서 동성 결혼을 인정하고 있지만 우리나라는 인정하지 않아 여러 문제들이 발생하고 있습니다. 예를 들어 한 동성 여성 부부가 2019년 미국에서 혼인신고를 하고 기증받은 정자로 시험관 시술로 임신을 하고 귀국해서 아이를 낳았지만 동성 파트너가 아이의 법적인 부모가 되지 못하고 있다고 합니다.

동성 결혼을 법적으로 인정하는지 여부는 매우 중요합니다. 법적으로 부부가 되면 여러 법적 사회적인 권리와 혜택을 받을 수 있기 때문입니다. 예를 들어 파트너는 합법적으로 상대로부터 상속을 받을 수 있습니다. 파트너가 중요한 수술을 하거나 건강상태가 악화되었을 치료와 관련된 판단을 할 수 있습니다. 가족의 일원으로 여러 절세 혜택 및 건강보험에 피부양자로 인정받을 수 있고 아이도 입양할 수 있습니다.

한국의 법적 현실

그렇다면 위 사례와 같이 한국에서 법적인 부부로 인정받지 못한 동성 커플이라도 시험관 아기시술을 통해 아이를 가질 수 있을까요?

현재까지 우리나라에서 비혼 여성이나 동성 부부가 시험관시술 등 체외수정 시술을 금지하는 법률은 없습니다. 보건복지부는 법적 배우자가 없는 상황에서도 정자 공여 시술은 불법이 아니라는 유권해석을 내린 바 있습니다. 따라서 비혼 여성이나 동성 커플이 시험관시술을 못 받을 이유는 없습니다. 문제는 정자를 공여받기가 어렵다는 것입니다. 공여된 정자를 관리하는 정자은행은 '법적으로 인정받은 부부' 중에서 난임 문제를 가진 사람들만을 대상으로만 운영하고 있기 때문에 비혼 여성이나 동성 부부가 합법적으로 정자를 공여받을 수 있는 방법이 사실상 없습니다.

만약 특정 남성을 섭외하여 정자를 기증받는다면 어떨까요? 이와 같은 방법은 여러 문제들을 유발할 수 있습니다. 첫째, 정자 기증과 관련하여 금품 거래가 이루어질 경우, 이는 법에서 금지하고 있는 '금전·재산상의 이익 또는 그에 상응하는 반대급부'를 조건으로 배아, 난자, 정자를 제공하는 행위에 해당할 수 있습니다. 둘째, 특정 가능한 남성으로부터 기증받은 정자를 사용해 아이를 출산한 경우, 이후 정자를 기증한 남성이 아이의 개인정보를 요구하거나, 부모 자격과 관련한 법적 분쟁이 발생할 가능성도 있습니다.

정자은행 운영과 관련된 쟁점들

이와 함께 공공 정자은행을 어떻게 운영할지도 고민해야 합니다.

첫째, 앞서와 같이 비혼 여성이나 동성 커플에게도 기증된 정자를 공여해도 될 지입니다.

둘째, 정자 수여자에게 기증자의 나이, 학력, 출신 지역, 신체적 특징(키, 피부색 등), 유전 질환 여부와 같은 상세한 정보를 알려주어야 할까요? 더 나아가 정자 수여자가 자신이 원하는 특질을 가진 정자를 선택할 수 있도록 허용해야 할까요? 만약 이와 같은 선택을 할 수 있게 한다면 또다른 여러 문제점이 발생할 수 있습니다.* 그렇다고 알려주지 않는다면 원치 않는 특질을 가진 아이가 생길 수 있습니다. 예를 들어 정자를 기증한 사람의 피부색이 아이가 엄마와 아빠와는 전혀 다르다면 문제가 발생할 수 있습니다.

셋째, 많은 사람들은 공여받은 정자를 통해 태어난 아기가 선천적인 장애나 유전적 질환을 가지지 않고 정상적으로 태어났으면 하는 바람이 있습니다. 아기가 선천적인 장애나 유전병을 가지고 태어난 경우 이는 정자를 공여한 사람의 책임일까요? 아니면 정자은행의 책임일까요? 아니면 단순히 정자를 기증받은 부부의 책임일까요?

넷째, 현재 법적으로 혼인 상태인 난임 여성에 대한 체외수정술은 건강보험 혜택을 받을 수 있습니다. 그렇다면 비혼이나 미혼 여성, 혹은 동성 커플이 시험관 아기 시술을 받은 경우에도 건강보험 혜택을 받을 수 있을까요?

참고로 프랑스는 2013년 전세계 14번째로 동성 결혼이 합법화되었고 현재 전체 커플의 3%를 넘을 정도로 동성 결혼이 보편화되었다

* 난자와 정자가 만나 발생된 배아가 소유한 특성을 검사하여 이 중에서 선택된 것을 자궁에 착상시키는 것으로 이를 착상전 유전자 진단이라고 하고 이렇게 만들어진 배아를 '디자이너 베이비'라고 합니다. 원래 이 방법은 유전자적으로 결함이 있어 선천적 유전병을 가진 아이가 생기지 않도록 개발된 기술이지만 이를 넘어 나중에는 성별, 키, 피부색, 눈동자와 같은 외모는 물론 지능과 같은 일반적인 특질도 평가할 수 있다고 생각됩니다.

고 합니다. 그리고 2021년에는 비혼 여성이나 동성 커플에게도 인공수정술이 허용되었다고 합니다.

동성 커플을 법적으로 인정할지 여부는 물론, 정자은행을 어떻게 운영할지도 여전히 판단하기 어려운 문제입니다. 다만, 정자은행의 엄격한 규제로 인해 동성 커플이나 비혼주의자들이 해외로 나가 인공수정 시술을 통해 임신하는 사례가 점점 늘고 있습니다. 앞으로 이러한 문제들을 어떻게 해결할 것인지에 대해 본격적으로 고민해야 할 시점입니다.

07

돈을 주고 장기를 살 수 있을까요?

A는 성공한 사업가로, 최근 몸이 점차 붓는 증상으로 병원을 찾았습니다. 검사 결과 신장 기능이 저하되어 투석이 필요하며, 신장이식을 받으려면 오랫동안 기다려야 한다는 진단을 받았습니다. 여러 방법을 알아보던 중 중국에서 사형수의 신장을 이식받을 수 있다는 정보를 얻었습니다. 그는 신장이식 거래를 중개하는 사람들을 통해 1억 원을 지불하고 중국에서 신장이식 수술을 받은 후 귀국했습니다. 그리고 대학병원 신장내과 교수 B를 찾아가 신장이식 후 필요한 약물 처방을 요청했습니다.

의사 B는 약물을 처방해야 할까요?

장기이식의 현실과 공급 부족

한국에서는 1945년 각막이식, 1969년 생체 신장이식, 1979년 뇌사자 신장이식에 성공하였고 이제는 간, 심장, 폐 및 췌장 이식 수술도 가능합니다. 문제는 장기이식을 대기하는 사람의 수는 매년 늘어나고 있는데 비하여 공여되는 장기는 매우 부족한 상태라는 것입니다.

실제로 기증 및 이식에 관한 국제 관측서 보고에 따르면 2014년 전세계적으로 119,873건의 장기이식 수술이 이루어졌지만 이식 대상자의 약 10%만이 혜택을 받은 것으로 추산하였습니다. 우리나라도 다르지 않습니다. 장기이식 대기자는 2016년 31,923명에서 2022년 49,765명으로 급증했지만, 뇌사자 기증은 2019년 4,521명, 2022년 4,248명으로 정체되어 있어 기증 장기가 매우 부족한 상황입니다. 이로 인하여 장기이식을 기다리다가 사망하는 환자가 2019년 2,144명, 2022년 2,918명으로 매년 2천 명을 넘고 있습니다.

이렇게 부족한 기증 장기를 어떻게 무슨 기준으로 분배할지는 매우 중요한 문제입니다. 실제로 장기이식 초기에는 각 병원이 뇌사 장기를 자체적으로 관리했기 때문에, 특정 병원에서 장기이식을 빨리 받을 수 있다거나 유명인사나 기업가가 우선적으로 장기이식을 받았다는 논란이 있었습니다. 이러한 현상이 문제가 되자 정부는 국립장기혈액관리원이라는 공공기관을 설립하고 의학적 응급도, 혈액형, 지리적 근접도, 대기기간, 항목별 점수 등 여러 요인을 평가하여 공정하게 기증된 장기를 받는 환자를 선정하고 있습니다. 하지만 이식대상자의 경제적 상황이나 사회적인 영향력은 고려하지 않습니다.

문제는 이렇게 공정한 기준으로 장기이식 순서를 기다리려면 상당히 오랜 시간이 걸린다는 것입니다. 기다리는 동안 건강 상태가 악화되어 이식을 받지 못하는 경우도 있습니다. 이러한 이유로 뇌사 장기를 기다리는 대신 가족으로부터 생체 장기를 기증받거나, 경제적 여유가 있는 사람들은 개발도상국에서 불법적인 장기매매를 통해 장기이식을 받기도 합니다.

장기매매의 현황과 실태

장기매매란 자신의 장기를 양도하고 경제적인 대가를 받는 행위로서 실제 2000년대 초까지 많은 개발도상국에서 암묵적으로 혹은 명시적으로 허용되었습니다. 하지만 최근에 들어서는 거의 대부분의 나라에서 금지되었지만 아직도 일부 개발도상국에서는 불법적인 장기매매를 통한 장기이식이 시행되고 있습니다.

예를 들어 2007년 세계보건기구는 신장이식의 5~10% 정도인 3,400~6,700건, 2012년에는 5,000~7,000건이 장기매매를 통한 장기이식 수술인 것으로 추정하였습니다. 이러한 불법적인 장기매매(신장)로 공여자가 받는 돈은 얼마나 될까요? 인도의 경우 미화 약 1,400

달러, 필리핀은 2,300~6,300달러, 방글라데시는 1,400달러, 터키는 1만~2만 달러, 루마니아는 6,000달러 정도로 추정되고 있습니다. 이에 비하여 장기매수자들은 인도나 이라크의 경우 2만 달러, 중국의 경우 4만에서 7만 5천 달러, 미국의 경우 12만~16만 달러를 내는 것으로 추정됩니다.

그렇다면 우리나라는 어떨까요? 아직까지 불법적인 장기매매를 통한 장기이식을 얼마나 받았는지에 대한 통계는 없습니다. 다만 국내 장기이식 수술 및 약물 치료 병원들을 대상으로 한 설문조사 연구에 따르면, 국내에서 이식 수술을 받지 않았으나 이식 후 면역 치료를 받고 있는 환자가 2000년부터 2016년 사이 총 2,206명(신장이식 977명, 간이식 1,229명)이었습니다. 이 중 97.3%가 중국에서 수술을 받았고, 미국 33명, 필리핀 10명이었습니다. 해외 이식 건수는 2002년 처음 나타나 2004년과 2005년 정점에 달했다가 2008과 2009년부터 급격히 감소하여 2016년에는 단 1건에 불과했습니다. 중국이나 개발도상국에서 이식받은 상당수는 장기매매를 통한 것으로 추정됩니다.

장기매매 금지 논리

현재 우리나라를 포함한 거의 대부분의 나라에서는 장기매매를 금지하고 있습니다. 이렇게 금지하는 이유는 첫째, 인간은 존엄한 존재로서 자신의 신체는 물론 타인의 신체도 숭고하기 때문에 장기매매를 시장원리에 맡겨서는 안 된다는 것입니다. 특히 장기매매는 사람의 신체를 목적이 아닌 수단으로 취급하는 것으로 인간의 가치를 떨어뜨리고 존엄성을 훼손시키기 때문입니다.

둘째, 현저하게 장기가 부족한 현실에서 장기매매가 인정되면 가난한 사람들이 주로 공여자가 되고 부유한 사람들이 수여자가 될 가능성이 높은데 이와 같은 상황은 사회 정의에 맞지 않다는 것입니다.

셋째, 장기매매가 허용된다면 현재의 가족간 또는 타인간의 이타적인 장기기증은 사라질 것입니다. 즉, 가족에게 장기를 공여할 의도가 있는 사람이라도 장기매매가 허용된다면 장기매매를 통해 해결하려고 할 가능성이 높습니다.

넷째, 장기매매가 허용되면 중개인이 생길 가능성이 높습니다. 이러한 중개인은 영리를 목적으로 장기기증자와 수혜자를 연결하여 재산상의 이익을 취하는 사람인데 이러한 중개행위를 허용할지도 문제입니다.

마지막으로 장기매매가 허용되면 채권자나 채무자에게 장기매매를 통해 빚을 갚도록 하거나 경제적 이유로 가족들 중의 일부에게 장기매매를 강요할 수 있습니다.

장기매매 허용 논리

그럼에도 불구하고 장기매매를 허용해야 한다는 주장이 있습니다.

첫째, 장기매매는 윤리적인 문제를 일으키지만 그럼에도 불구하고 당장 죽어가는 사람을 살리는 것이 매우 중요하기 때문에 장기매매가 사람의 생명을 구할 수 있다면 반드시 인간의 존엄성을 훼손하는 것은 아니라는 것입니다.

둘째, 장기기증의 대가로 금전이나 이익을 받는 것이 반드시 이타적이지 않다고 말할 수는 없다는 것입니다. 비록 장기기증이 재정적인 이유로 이루어졌다고 하더라도 기증자는 자신의 장기로 인해 타인의 생명을 구하였다는 이타심을 가질 수 있기 때문입니다. 우리는 의사가 돈을 받고 타인을 치료하는 행위를 이타적이지 않다고 생각하지는 않습니다. 마찬가지로 월급을 받는 군인들이나 소방관들이 자신의 생명을 걸고 나라를 지키는 일이나 타인을 구조하는 일도 이타적이라고 하는 것과 마찬가지입니다.

셋째, 사람의 장기를 상업적 거래의 대상으로 삼을 수 없다는 태도는 장기나 신체의 일부를 물건으로 취급할 수 없다는 생각이 기초합니다. 하지만 장기와 유사한 혈액의 경우 미국은 매혈(買血: 혈액을 돈을 받고 파는 행위)이 허용되고 있습니다. 정자와 난자의 경우도 매매가 허용되고 있습니다. 마찬가지로 개인의 장기나 신체는 소중하기에 보호받아야 하지만 그렇다고 자발적으로 매매하는 것까지 막을 수는 없다는 것입니다. 다만 강제로 또는 채무변제를 위해 장기적출을 당하는 것과 같이 비자발적이고 불법적인 행위들이 생기지 않도록 사회의 감시가 필요할 뿐입니다.

넷째, 경제적 어려움 때문에 자신의 장기를 팔아서라도 궁핍에서 벗어나고자 하는 사람들의 공급 요인과, 건강상의 이유로 전 재산을 들여서라도 생명을 연장하고자 하는 수요 요인이 존재하기 때문에 장기매매 시장은 형성될 수밖에 없습니다. 하지만 장기매매를 불법화하는 것만으로는 이러한 시장을 완전히 근절할 수 없습니다. 오히려 불법화로 인해 장기매매가 음성적으로 이루어지게 되면, 거래 비용이 증가하고, 장기를 팔거나 사려는 사람들이 암시장에서 중개인에게 착취당할 가능성이 더 높아집니다.

다섯째, 실질적으로 많은 장기매매 및 이식 수술이 주로 국외의 개발도상국에서 발생하기 때문에 이를 발견하기도 어려울 뿐 아니라 처벌하기도 쉽지 않다는 문제가 있습니다.

의료진의 딜레마

이렇게 장기매매 그 자체로도 매우 많은 논란을 일으키지만 이와 함께 고민해야 할 것이 있습니다. 만약 의사가 진료를 받으러 온 환자가 불법적인 장기매매로 장기이식을 받았다는 것을 인식하거나 혹은 강하게 의심된다면 당국에 신고해야 할까요? 만약 신고한다면 환자에 대한 비밀유지의무를 위반할 가능성도 있습니다. 이러한 상황은 환자가 의사를 더 이상 신뢰하지 않아 병원에 오지 않거나 꺼리게 되고 결과적으로 이식 후 반드시 필수적인 면역억제치료를 받지 않게 하여 이식된 장기가 망가지는 부작용을 유발할 수도 있습니다. 이는 보호받아야 할 환자의 안녕을 해치는 나쁜 결과를 일으킬 수 있습니다. 그렇다고 신고를 하지 않으면 불법적인 장기매매를 인정하거나 혹은 더 나아가 활성화하는 효과가 나타날 수 있습니다.

더불어 생각해야 할 것이 있습니다. 장기이식을 받은 환자들은 이식된 장기가 거부반응이 일어나지 않도록 면역억제제를 평생 복용해야 합니다. 또한 거부반응이 일어나는지 평소에 자주 검사를 해야 합니다. 물론 이러한 진단과 치료에는 국민건강보험의 혜택을 받을 수 있습니다. 그렇다면 불법적인 장기매매를 통해 장기이식을 받은 환자들에게도 이러한 검사나 약물치료에 건강보험의 혜택을 받을 수 있도록 해야 할까요?

만약 불법적인 장기매매를 통해 이식을 받은 환자에게도 건강보험 혜택을 제공한다면, 이는 '불법 행위에는 처벌이나 불이익이 따라야 한다'는 사회적 통념에 어긋나는 일일 수 있습니다. 이로 인해 많은 환자들이 불법적인 장기매매를 통해 장기이식을 받더라도 큰 문제가 되지 않는다고 인식할 가능성도 높아집니다. 그러나 건강보험 혜택을 제한하게 되면, 환자들이 면역억제제를 제대로 복용하지 않거나 정기적인 검사를 받지 않게 되어, 이식받은 장기가 빠르게 손상될 수 있습니다. 이는 결과적으로 환자의 건강과 생명에 부정적인 영향을 미칠 수 있습니다.

08

대리모가 낳은 아기, 누구의 아기인가?

부부 A는 결혼했지만 자연적으로 아이를 가질 수 없었습니다. 이에 A 부부는 대리모를 통해 아이를 갖기로 결심하고, 미국으로 건너가 대리모를 구했습니다. 아내의 난자와 남편의 정자를 수정해 만든 배아를 대리모의 자궁에 착상시켰고, 미국의 한 병원에서 아이가 태어났습니다.

해당 병원에서 발급한 출생증명서에는 대리모가 아이 어머니로 기재되어 있었습니다. 이후 A 부부는 아이와 함께 한국으로 돌아와 구청에 출생신고를 했으며, 신고서에는 남편을 아버지로, 아내를 어머니로 기재했습니다.

구청 공무원 B는 출생증명서에 기재된 어머니의 인적사항이 A씨 부부의 아내와 일치하지 않는다는 사실을 확인했습니다.

이 경우, 공무원 B는 아이를 A 부부의 자녀로 인정하여 출생등록을 해주어야 할까요?

우리나라에서 출산율은 줄어들고 있지만, 아이를 갖고자 하는 수요는 여전히 존재합니다. 보조생식술의 발전은 자연적인 방법으로 임신·출산이 어려운 사람들에게도 가능성을 열어주었습니다. 그러나 대리모 출산은 윤리적·법적 문제를 일으키고 있으며, 세계적으로 통일된 기준이 없어 혼란이 있습니다. 미국 일부 주, 우크라이나, 영국, 러시아, 그리스는 합법화했지만, 우리나라와 독일은 불법으로 규정하고 있습니다. 이 때문에 불법 국가의 부부가 합법 국가로 가서 대리모 계약을 체결하고 아이를 얻는 사례가 발생합니다. 그렇다면 불법 국가에서 이 아이를 부모의 자녀로 인정해야 할까요? 해당 부모는 처벌을 받아야 할까요?

대리모를 둘러싼 쟁점

미국은 1985년부터 대리모를 합법화했지만, 베이비 M 사건을 계기로 논란이 일었습니다. 베이비 M 사건이란 뉴저지 부부 A가 대리모 B와 계약했으나, 출산 후 대리모 B가 계약을 어기고 아이를 자신이 키우겠다고 주장한 사건으로 뉴저지 대법원은 대리모 계약이 공공정책에 어긋난다는 이유로 무효로 판결하고 대리모 B를 아이 엄마로 인정하였습니다. 다만 아이에게 최선이라는 이유로 양육권은 부부 A에게 주었습니다.

현재 미국에서는 주마다 대리모에 대한 규정이 달라 캘리포니아·뉴햄프셔는 금전적 계약을 허용하지만 뉴욕주는 이타적인 대리모 계약 즉 금전적인 거래가 없는 대리모 계약만 허용합니다. 하지만 미시간주는 대리모 계약을 인정하지 않고 있습니다. 일반적으로 대리모 출산을 인정하는 나라의 경우 대리모가 출산을 시작하는 순간부터 아이에 대한 부모로서의 모든 권리를 대리모가 아닌 예비부모에 부여합니다

대리모 계약과 관련되어 문제가 가장 논란이 되는 것은 누가 아이의 엄마인지와 함께 대리모 계약을 허용해야 할지 여부입니다.

아이의 엄마는 누구인가?

대리모 출산에서 가장 논란이 되는 것은 아이의 엄마를 누구로 보

아야 하는가입니다.

전통적 대리모는 예비 아빠의 정자와 대리모의 난자로 수정해 임신하게 됩니다. 이 경우 대리모는 생물학적 엄마이자 임신과 출산을 담당합니다. 반면 최근 기술이 발전하면서 예비 아빠의 정자와 아내의 난자로 수정한 배아를 대리모의 자궁에 착상시킬 수 있습니다. 아니면 아예 다른 사람의 난자를 기증받을 수도 있습니다.

이러한 상황에서 누가 아이의 엄마일까요? 기준을 어디에 두느냐에 따라, '난자를 제공한 여성'을 엄마로 볼 수도 있으며, '아이를 실제로 임신하고 출산한 여성'을 엄마로 판단할 수도 있습니다. '대리모 계약상의 엄마'가 엄마일 수도 있습니다.

대리모 출산 허용 여부

대리모 출산을 허용해서는 안 된다는 사람들의 주장을 들어보면, 대리모 계약은 아이를 상품처럼 거래하고 여성을 임신·출산의 도구로 전락시킬 수 있다는 것입니다. 또한 대리모 계약을 통한 금전거래는 여성의 상품화를 초래해 선량한 풍속과 사회질서를 해친다는 점입니다.

이에 비하여 대리모 계약을 허용해야 한다는 사람들의 주장을 들어보면, 첫째, 비록 대리모 계약이 불법인 국가라 하더라도 대리모 계약으로 태어난 아이는 인간으로서 기본 권리를 보장받아야 한다고 주장합니다. 또한 대리모의 양육 의사와 경제적인 능력을 충분히 검토하지 않고 일률적으로 금지하는 것은 문제라는 것입니다. 참고로 미국 연방대법원의 경우 대리모 계약에 있어서 사기, 강박, 궁박한 사정 등의 하자가 있다면 대리모의 인간의 존엄성이 침해될 수 있어 허용되지 않지만 그렇지 않다면 의뢰인들의 부모의 지위를 인정하고 있습니다.

법원의 판결

위 사례에 대하여 우리나라 법원은 부모를 결정하는 기준이 그대로 유지되어야 한다면서 출생신고서에서 엄마의 정보와 출생증명서에서 엄마의 정보가 일치하지 않는 경우는 출생신고가 수리되어서는 안되며, 대리모가 우리 법령의 해석에서 허용되지 않고 대리모 계약은 '계약은 선량한 풍속 기타 사회질서에 위반되는 것은 무효'라는 이유로 부모의 출생신고에 대하여 기각하는 결정을 내렸습니다.

그렇다면 대리모 계약을 통해 아기를 얻은 부부는 이에 대한 법적인 처벌을 받을까요? 그리고 대리모 역시 처벌을 받을까요? 현재 우리나라 법에 따르면 대리모 계약을 매개하거나 실행하는 사람은 형사처벌을 받을 수 있습니다. 하지만 대리모출산을 의뢰한 부부나 대리모를 직접적으로 처벌하는 규정은 존재하지 않습니다. 더불어 대리모 출산여행을 막을 근거도 없습니다.

또한, 부부 A는 대리모로부터 얻은 아이를 법적으로 자신의 자식으로 만들 수 있을까요? 할 수 있다면 어떻게 해야 할까요?

변호사들에 따르면, 대리모 출산은 불법이지만 대리모로 출산한 아이를 자신의 아이로 등록하는 것은 가능하다고 합니다. 다만 이를 위해서는 약간의 법적인 절차가 필요합니다. 우선 태어난 아이를 대리모의 아이로 출생신고를 하고, 이후 친양자 입양이라는 절차를 거쳐야 한다고 합니다.

09

저를 죽여주세요

A는 식물생태학의 권위자로, 65세에 대학에서 정년퇴직한 뒤에도 전 세계 오지를 찾아다니며 연구를 이어갔습니다. 90세에도 테니스를 칠 만큼 건강했고, 100세가 될 때까지 논문을 발표할 정도로 매우 활동적이었습니다.

그러나 100세에 이르러 연구 활동을 지속하기 어려워졌고, 아파트에서 쓰러지는 등 건강이 급격히 악화되면서 혼자 힘으로는 일상생활을 유지하기 힘들어졌습니다. 104세가 되자 상황은 더 심각해져, 화장실에 가는 일이나 식사를 하는 일조차 다른 사람의 도움이 필요했습니다.

이에 A는 의사 B를 찾아가 존엄하게 삶을 마무리하고 싶다며, 편안하게 죽음을 맞을 수 있는 약을 처방해 달라고 요청했습니다.

의사 B는 이러한 약을 처방할 수 있을까요?

안락사의 정의와 유형

안락사란 불치의 중병에 걸려 더 이상 생명유지가 의미가 없다고 판단되는 사람에 대해, 직접 혹은 간접적인 방법으로 고통 없이 죽음에 이르게 하는 행위를 말합니다. 안락사는 크게 소극적 안락사와 적극적 안락사로 나눌 수 있습니다. 소극적 안락사란 이미 시행되고 있는 연명치료를 중단하거나 하지 않는 것이고, 적극적 안락사란 극약 등을 사용하여 환자를 죽음에 이르게 하는 행위를 말합니다. 최근에는 '안락사'라는 단어에 혐오감을 가지는 사람이 많아 '존엄사'라는 표현을 사용하는 경우가 많습니다. 안락사라는 개념도 과거에는 육체적 고통을 제거하는 데 중점을 두었지만, 최근에는 존엄하게 죽을 환자의 권리에 초점을 두고 있습니다. 그러나 안락사는 그 행위 자체와 목적에 따라 많은 윤리적 문제를 발생시킵니다.

이러한 우려 때문인지 우리나라를 포함한 대부분 국가에서 소극적 안락사는 허용되지만 적극적 안락사는 스위스, 네덜란드, 벨기에, 룩셈부르크, 캐나다 및 미국의 일부 주에서만 합법으로 시행되고 있습니다. 그럼에도 불구하고 존엄사에 대한 논란은 끊이지 않고 있습니다.

존엄사를 둘러싼 찬반 논쟁

존엄사가 논란이 되는 이유는 죽음을 스스로 결정할 권리가 있는지, 또 어디까지 인정되어야 하는가에 있습니다.

찬성하는 사람들은 삶은 물론 죽음도 개인의 삶에서 매우 중요한 것으로, 언제 어떻게 죽을지를 본인이 선택할 수 있어야 한다고 주장합니다. 최근 기대여명이 늘어나면서 조절되지 않는 통증 속에 사는 것 자체가 고통이 되거나, 뇌경색 후유증 등으로 사지 움직임이 불가능하여 배변·급식 등 기초생활에서 타인의 도움을 받아야 하는 등 자율성과 존엄을 지킬 수 없는 상황이 오면 누구나 존엄한 죽음을 선택할 수 있어야 한다는 것입니다. 특히 극심한 고통으로 더 이상 고통을 원하지 않는 환자가 죽음을 통해 고통을 줄이거나 중단하는 것은, 본인의 권리이자 사회가 줄 수 있는 자비로운 행위 혹은 혜택이라는 입장입니다.

반면 반대하는 사람들은 첫째, 생명은 신이 아닌 인간이 개인적 선호나 결정에 의해 중단될 수 없을 만큼 소중하다고 주장합니다.

둘째, 연명치료 중단의 목적이 무엇인지가 중요하다고 봅니다. 심각한 고통을 줄이거나 존엄한 죽음을 맞이하기 위한 것이라면 많은 사람이 동의할 수 있지만, 과도한 의료비용이나 병원의 편의와 같은 경제적 이유로 연명치료를 중단한다면 비판을 받을 수 있습니다. 실제 사례로 허리케인 카트리나 당시 미국 루이지애나주에서 이송이 어려운 환자들에게 모르핀을 과다 주입해 안락사를 시킨 사건이 있었는데, 이는 안락사의 목적에 대한 비판을 불러일으켰습니다. 우리나라에서도 1997년 뇌출혈로 입원해 수술 후 점차 회복 중이던 환자의 부인이 경제적 부담을 이유로 치료중단과 퇴원을 요구했고, 주치의가 이를 허락하여 환자가 사망한 사건이 있었습니다. 이 사건에서 주치의는 살 수 있는 환자를 퇴원시켜 사망에 이르게 한 이유로 살인방조죄로 처벌을 받았습니다.

셋째, 의사의 진단이나 예후 평가가 실패할 가능성이 있기 때문입니다. 예를 들어 2008년 OO대학병원에서 폐암 여부 확인을 위해 기관지내시경을 받던 중 과다출혈로 심정지가 발생, 이후 저산소성 뇌손상으로 11개월간 식물인간 상태를 유지하던 환자에 대해 보호자들은 인공호흡기 중단을 요청했습니다. 주치의는 바로 사망할 것이라 판단해 동의하지 않았으나 보호자들은 소송을 통해 법원 판결로 인공호흡기를 제거했습니다. 환자는 예상과 달리 자발호흡이 되살아났고 특별한 투약 없이 7개월 후에야 사망했습니다.

마지막으로 연명치료 중단 기준이 점차 확대될 것이라는 우려가 있습니다. 처음에는 회복이 불가능한 환자들에게만 소극적으로 시행되다가 나중에는 적극적 안락사까지 나아갈 수 있다는 것입니다. 실제로 최근 존엄사 논의 경향을 보면 허용범위가 점차 확장되어 의사 조력자살 혹은 적극적 안락사까지 확대해야 한다는 주장이 강화되고 있습니다.

안락사를 바라보는 서로 다른 시선

2019년 서울신문 설문조사에 따르면 우리나라 성인의 80.7%가 적극적 안락사를 찬성한다고 하였고, 환자의 경우도 58.7%가 찬성했습니다. 흥미로운 것은 전공의(21.9%)와 사법연수원생(39.8%)처럼 적극적 안락사와 직접적 관련이 있는 전문직업인의 찬성률은 낮았다는 점입니다. 이는 일반인과 달리 실제 환자를 치료하고 문제를 경험한 사람들의 인식 차이 때문이라고 볼 수 있습니다.

오늘날 첨단기술과 풍요로운 삶은 인간의 수명을 점차 연장하고 있지만, 역설적으로 길어진 삶의 의미와 삶을 어떻게 마감할 것인지에 대한 물음도 함께 생겨나고 있습니다.

10

아이에게도 수술하기 전에 설명하고 동의서를 받아야 할까요?

12세인 A는 MRI 검사 결과 모야모야병으로 진단받았고, 수술에 앞서 뇌혈관 조영술을 시행해야 한다는 설명을 듣고 입원하였습니다.
담당 의사 B는 A가 미성년자라는 이유로 어머니에게만 시술의 위험성을 설명하고 동의서를 받았습니다.

다음 날 뇌혈관 조영술을 시행하던 중, A가 두통을 호소하며 몸을 자주 움직이자, 의사는 진정제를 투여한 뒤 검사를 마무리했습니다. 그러나 같은 날 오후, A는 경련 증상을 보였고, 급히 시행한 MRI 검사 결과 급성 뇌경색이 진단되었습니다.

A는 중환자실에서 집중 치료를 받은 뒤, 13일 후 모야모야병에 대한 수술을 받았으나, 뇌경색으로 인해 영구적인 우측 편마비와 언어 기능 저하가 남게 되었습니다.
이에 A와 어머니는, 의사 B가 어머니에게만 시술의 위험성을 설명하고, A에게는 전혀 설명하지 않았다는 이유로 소송을 제기하였습니다.

그렇다면, 의사 B의 설명 과정에 문제가 있었을까요?

의료행위와 정당성

의료행위는 본질적으로 침습적이어서 다른 사람에게 고의로 상해(傷害)를 입히는 행위입니다. 그럼에도 불구하고 의료행위가 처벌을 받지 않는 이유는 무엇일까요? 과거에는 환자를 치료하기 위한 의료행위는 정당한 행위로서 위법성이 없다고 보았습니다. 즉, 의사의 침습적 행위는 사회 구성원들의 가치관이나 사회 상규에 반하지 않는 적법한 행위라는 것입니다. 그러나 이러한 해석은 의사가 환자보다 우월한 지위에 있다는 전제를 깔고 있습니다. 의사가 환자를 치료하는 것은 시혜적 행위이므로, 환자의 몸에 칼을 대거나 장기를 절제하더라도 위법하지 않다는 논리였습니다. 문제는 이 해석을 따르면 환자의 동의 없이도 의료행위가 적법해진다는 점입니다. 이에 대한 문제의식이 확산되면서 최근에는 환자의 동의가 있기 때문에 적법하다고 해석하고 있습니다. 즉, 의사와 환자의 관계가 수평적이며, 의료행위 전 의사는 반드시 설명할 의무를 가진다는 것입니다.

충분한 설명과 동의의 의미

환자는 병원에서 검사나 수술을 받을 때 외부 강요 없이 자신의 선호와 가치관에 따라 선택할 권리가 있습니다. 병원에서 동의서를 작성하는 이유는 환자의 자율성과 권리를 보호하기 위해서입니다. 여기서 말하는 '동의서'는 정확히는 '충분한 설명에 의한 동의서(informed consent)'로서 환자가 검사나 수술의 방법, 부작용 등에 대해 쉽고 자세한 설명을 들어야 한다는 의미입니다.

문제는 의사가 충분히 설명하더라도 환자나 보호자가 실제로 이해하지 못하는 경우가 많다는 점입니다. 의료행위는 전문성이 높고 전문용어를 많이 쓰기 때문에 일반인이 잘 이해하기 어려운 것이 사실입니다. 실제 2006년 미국 연구에 따르면 환자와 연구 참여자의 20~50%가 자신이 무엇에 동의했는지 이해하지 못했다고 합니다. 그래서 의료소송에서는 환자가 "충분한 설명을 듣지 못했다", "제대로 이해하지 못했다"고 주장하는 경우가 많습니다.

의사들도 동의서를 설명하고 받을 때 고민이 큽니다. 위험성을 지나치게 강조하면 환자나 보호자가 겁을 먹고 수술을 거부하거나 다른 더 큰 병원을 찾을 수 있습니다. 반대로 위험성을 축소하거나 설명하지 않았다가 문제가 생기면 충분한 설명을 듣지 못했다는 이유로 소송에 휘말릴 수 있습니다. 또한 환자가 설명을 이해하고 심사숙고한 뒤 의사결정을 내릴 수 있어야 진정한 동의가 됩니다. 그러나 치매 환자나 의식이 저하된 환자는 물론 어린 아이들도 제대로 이해하거나 숙고하기 어렵습니다. 또 자발성 여부도 중요합니다. 예를 들어 신장이식이 필요한 부모에게 자녀가 가족의 강요로 마지못해 장기를 제공한다면 이는 진정한 동의라 보기 어렵습니다.

미성년자 환자의 경우

그렇다면 사례처럼 환자가 미성년자인 경우에도 직접 설명하고 동의서를 받아야 할까요? 일반적으로 미성년자는 의사결정 능력이 부족하다고 보아 보호자에게만 설명하고 동의서를 받는 경우가 많기 때문입니다.

2023년 법원은 앞서 사례에서 미성년자도 원칙적으로 설명의무의 대상이라고 보았습니다. 다만, 의사가 미성년자에게 직접 설명하는 것보다 친권자나 법정대리인을 통해 전달하는 것이 미성년자의 복리에 더 적합할 수 있기 때문에 의사가 친권자에게 설명했고, 이를 통해 미성년자에게 전달되었다면 설명의무를 다한 것으로 판단하였습니다. 하지만 미성년자인 환자에게 설명이 전달되지 않아 환자의 의사가 배제되거나, 혹은 환자가 적극적으로 거부 의사를 보이는 경우라면 의사가 직접 설명하고 동의를 받아야 한다고 판시하였습니다.

환자는 치료를 스스로 선택할 권리가 있습니다. 그리고 이러한 권리를 행사하기 위해서는 치료의 장단점을 잘 알아야 합니다. 하지만 이러한 권리를 어떻게, 어디까지 인정할지는 매우 어려운 문제입니다.

1장

생명의 존엄성과 자기결정권

여기까지 1장의 내용을 살펴보았습니다. 1장의 주제를 간략히 말하면 자기결정권이라고 할 수 있을 것 같습니다. 여기서 자기결정권이란 개인이 자신의 삶과 관련된 중요한 사안을 외부의 강요나 간섭 없이 스스로 결정하고, 그 결정에 따라 행동할 수 있는 권리를 의미합니다. 자기의 삶은 스스로 결정한다는 자기결정권은 인간의 존엄한 삶과 행복 추구에 필수적인 기본권으로 헌법으로 보장하고 있습니다.

자기결정권은 의료 분야에서도 보장되고 있습니다. 즉 환자는 자신이 받는 검사나 치료에 대하여 스스로 선택하고 결정할 수 있다는 것입니다.

문제는 환자의 자기결정권이 의료에서는 여러 문제들을 일으킬 수 있다는 것입니다. 자기결정권은 모든 관련된 정보를 얻은 후에 신중히 선택하여야 하지만 여러 사회경제적 요인에 영향을 받거나 아니면 잘못된 정보로 인하여 왜곡될 수 있기 때문입니다. 또한 환자의 선택이 환자의 치료결과에 악영향을 미칠 수도 있습니다. 이러한 경우 의사는 어떻게 해야 할지가 고민이 됩니다.

이와 같은 고민은 보호자와의 관계에서도 마찬가지입니다. 우리나라의 경우 환자의 자기결정권도 중요하지만 가족의 의견이 더욱 중시되는 사회문화적 환경에 살고 있습니다. 이러한 사회문화적 환경에서 환자가 중한 병에 걸렸을 경우 이와 같은 사실을 환자에게 직접 알리고 자기결정권을 사용하도록 해야 할지 아니면 보호자의 의견을 존중하고 결정에 따라야 할지를 선택하는 것이 쉽지 않은 문제입니다. 아직 태어나지 않은 아기의 권리나 인권도 어디까지 인정해야 할지도 매우 민감하고 어려운 문제입니다.

의사는 치료행위를 하기 전에 환자에게 해당 치료나 검사가 필요한 이유와 위험성을 자세히 설명해야 합니다. 이러한 설명행위는 환자의 치료에 대한 자기결정권을 존중하는 것입니다. 그렇다면 이러한 자기결정권을 10세 아이나 90세 치매 어르신과 같이 너무 어리거나 아니면 옳은 판단을 할 수 없는 상태에서도 설명을 해야 할지도 매우 고민이 됩니다.

정신질환자들도 마찬가지입니다. 우리 주변에는 알게 모르게 정신적인 문제가 있는 사람들이 종종 있습니다. 대부분은 크게 문제가 되지 않지만 그중 일부는 폭력 성향을 가지고 있어 다른 사람들에게 해를 입히는 경우가 있습니다. 실제로 이들이 저지르는 범죄는 참혹하기 그지없습니다. 하지만 정신적인 문제가 있는 사람들 중에서 누가 폭력성향을 가지고 있는지 알기는 어렵습니다. 그리고 과거에 있었다고 하더라도 지금도 있다는 것을 확인하기는 매우 어렵습니다. 그렇다면 사회의 안녕을 위하여 정신적 문제가 있는 사람들의 의사와 상관없이 모두 정신병원에 격리해야 할지, 개인의 인권을 존중할지는 매우 어려운 문제입니다.

마지막으로 의학기술이 획기적으로 발전함에 따라 인공임신기술도 빠르게 발전하면서 남의 정자 혹은 난자를 가지고 다른 사람에게 임신하는 것이 가능해졌습니다. 그리고 그중에서 일부는 기증한 사람의 동의 없이 제공되기도 합니다. 그렇다면 이렇게 태어난 아이의 부모가 누구인지도 논란이 됩니다.

자기결정권이 무엇이고 그 한계는 어디까지인지, 그리고 의사는 환자를 위하여 무엇을 하여야 하는지 고민하는 시간이 되었으면 합니다.

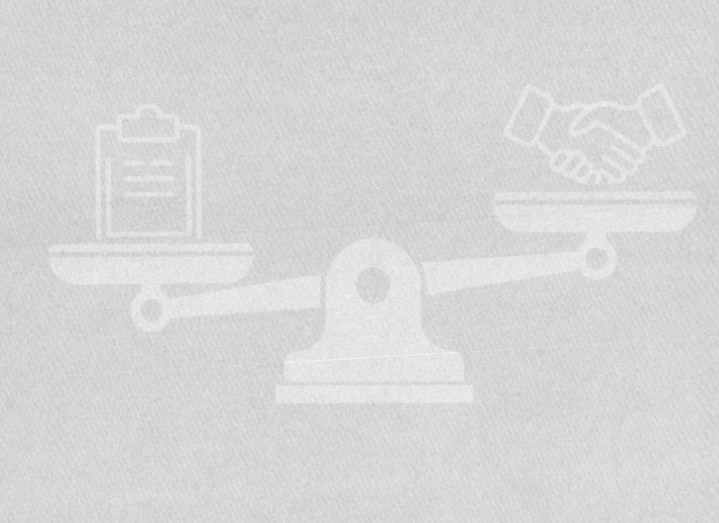

2장

비밀과 진실,
그 사이의 윤리

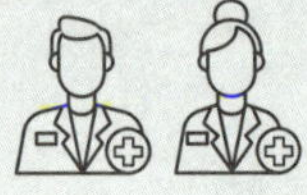

진실은 언제나 밝혀져야 할까요?

환자의 진단 결과를 보호자에게 알려야 할지,
감염병 환자의 개인정보를 사회에 공개해야 할지,
의사들은 늘 진실과 비밀 사이에서 고민합니다.
환자의 프라이버시를 존중하는 일은
개인의 권리를 지키는 핵심이지만,
때로는 사회 안전과 공공의 이익을 위해
공개가 필요할 때도 있습니다.

2장에서는
개인의 비밀과 사회의 이익이 충돌할 때
나타나는 윤리적 딜레마를 살펴봅니다.
암 진단 사실을 본인에게 숨기고 싶어하는 가족,
감염병 확산을 막기 위해 개인정보를 공개해야 하는 상황 등
구체적인 사례를 통해 '비밀과 진실' 사이에서
균형을 어떻게 찾아야 하는지 함께 고민해 봅니다.

11

딸이 내 딸이 아니라면?

신부전을 앓고 있는 남성 A는 오랫동안 치료를 받아왔습니다. 안타깝게 여긴 딸은 자신의 신장을 아버지에게 주기로 하고 병원을 찾아 이식 적합성 검사와 유전자 검사를 받았습니다. 그런데 병원 의사 B는 검사 과정에서 아버지와 딸이 친자 관계가 아님을 알게 되었습니다.

그렇다면 의사 B는 이 사실을 아버지 A와 딸에게 알려야 할까요?

이성이 만나 부부가 되면 아이가 임신되고 출산하게 됩니다. 아이의 엄마가 누구인지는 비교적 쉽게 확인할 수 있습니다. 임신한 엄마의 신체적인 변화와 출산을 위해 병원에 입원해야 하기 때문입니다. 하지만 아빠가 누구인지는 알기 어려운 경우가 많습니다. 여러 번의 성관계로도 임신이 되지 않는 경우가 있지만, 단 한 번의 성관계로 임신이 되는 경우도 있기 때문입니다. 특히 혼인한 상태에서 외도 등으로 임신하게 되면 아이의 생물학적 아빠가 누구인지 구별하기 어렵습니다. 이러한 이유로 동서양 모두에서 여성의 순결을 중시하는 문화가 발달했을 것으로 생각됩니다. 그러나 최근 유전자 판독 기술이 발달하면서 생물학적 아빠를 비교적 쉽게 확인할 수 있게 되었고, 이에 따라 이전에는 없었던 문제들이 발생하고 있습니다.

참고로, 생물학적으로 다른 사람의 아이를 자기 자녀로 잘못 알고 키우는 남성을 '종달새 아빠'라고 합니다. 연구에 따르면 서양의 경우 종달새 아빠의 비율이 1.9%에 달한다고 합니다.* 하지만 유교의 영향을 많이 받는 동양, 특히 우리나라에서는 이보다 적을 것으로 추정됩니다.

* Anderson KG. How well does paternity confidence match actual paternity? Curr Anthropol. 2006;47(3):513–520.

의사의 고지 의무, 어디까지인가

그렇다면 의사가 유전자 검사나 다른 검사 도중 자녀의 유전자가 법적 아버지와 다르다는 사실을 우연히 알게 되었을 때, 이 사실을 알려야 할까요? 알리지 않으면 사실을 숨기는 것이 되지만, 알리면 부모와 자녀의 관계에 나쁜 영향을 미칠 가능성이 높습니다.

실제 캐나다에서는 이런 일이 있었습니다. 의료진은 논의 끝에 사실을 밝히기로 했고, 가족들은 충격과 고통 속에서 현실을 받아들여야 했습니다. 환자의 딸은 나중에 다른 상황에서 알게 되는 것보다 의료진이 미리 알려주어서 고맙다고 했습니다. 그러나 이 사건 이후 미국에서는 장기이식 적합성 검사를 진행하기 전에 "병원은 친자 불일치 사실을 알리지 않는다"라는 각서를 받는다고 합니다.

우리나라의 경우는 어떨까요? 현재 의료법에서는 의사가 업무 중 알게 된 타인의 정보를 누설하거나 공개하지 못하도록 규정하고 있습니다. 여기서 타인이란 환자 본인을 제외한 모든 사람을 의미합니다. 따라서 환자의 동의 없이 가족에게 환자의 의료와 관련된 사실을 알릴 수 없습니다. 그러므로 진료와 무관하게, 또 직접 묻지 않았는데도 친자가 아니라는 사실을 의사가 알릴 의무는 없다고 변호사들은 설명합니다.

법적으로는 누구의 자녀일까?

그렇다면 생물학적 아버지와 법적 아버지가 다를 경우, 부모와 자녀 관계는 유지될까요? 최근에 유사한 사례가 있어 소개하면 다음과 같습니다.

남자 A와 여자 B가 결혼하였습니다. 결혼 후 2년이 지나도 아이가 생기지 않아 병원을 찾았고, 검사 결과 남자 A가 무정자증이라는 사실을 알게 되었습니다. 이에 부부는 상의 끝에 제3자의 정자를 기증받아 인공수정으로 아이 C를 얻었습니다. 이후 여자 B가 혼외 관계를 통해 아이 D를 낳았지만, 남자 A는 자신의 아이라 생각하고 출생신고를 했습니다. 남자 A는 아이 D가 초등학교 5학년이 되었을 때 우연히 병원에서 시행한 검사에서 아이 D가 생물학적으로 자신의 아이가 아니라는 것을 알게 되었지만 문제 삼지 않고 5년 이상 키웠습니다. 이 시간이 흘러 남자 A는 결국 여자 B와 이혼하였습니다. 그렇다면 남자 A는 이혼한 후에도 아이 C와 D에 대한 양육책임을 져야 할까요?

우리나라의 경우 혼인 중 임신한 자녀는 법적인 남편의 자녀로 추정됩니다. 또한 혼인 성립 후 200일이 지난 시점에 출생한 자녀는 혼인 중 임신한 것으로 봅니다. 즉, 생물학적 부모 여부와 상관없이 혼인 중 임신한 자녀는 법적인 부부의 자녀로 인정됩니다. 이를 '친생추정'이라 합니다. 법은 이렇게 정하여 가정의 평화를 유지하고 자녀의 법적 지위를 신속히 안정시켜 지위 공백을 막고자 합니다.

다만 자녀가 친자가 아니라는 사실을 알게 된 경우, 소송으로 신분관계를 다툴 수 있으나 그 기간은 사실을 안 날로부터 2년으로 제한됩니다. 인공수정으로 태어난 자녀 역시 실질적으로 부부의 자녀로 받아들여진다면, 이후 동의를 번복하여 "내 자녀가 아니다"라고 소송을 제기하는 것은 허용되지 않습니다.

12

환자가 상담 도중 고백한 범죄, 경찰에 알려야 할까요?

종합병원에 근무하는 전공의 A는 말기 췌장암으로 진단받고 항암치료를 받고 있는 78세 남자 B의 주치의입니다. 입원하여 상담을 하고 신체검진을 하던 중, 웃옷을 벗기자 B의 상반신에는 화려한 문신이 있었습니다. 이에 B는 젊었을 때 조직의 높은 위치에 있었다고 자랑하며, 다른 조직의 행동요원과 싸움을 벌이다 살인을 저지른 적이 있다고 자백했습니다.

전공의 A는 어이가 없었고 무섭기도 했지만, 알았다고만 하고 그 자리를 나왔습니다. 그렇다면 전공의 A는 환자 B가 말한 사실을 경찰에 알려야 할까요?

의료정보와 비밀 유지

개인의료정보에는 사생활과 관련된 많은 정보가 포함되어 있습니다. 유출될 경우 사생활 침해는 물론 사회생활에도 큰 영향을 미칠 수 있습니다. 예를 들어 임신이나 유산 사실이 알려지면 가족관계가 파탄 날 수 있고, 과거 동거 사실이 공개되면 결혼에 문제가 될 수 있습니다. 성병, HIV, 정신질환 치료 이력 등이 알려지면 사회적 낙인, 고용상 불이익, 집단적 왕따, 평판 저하로 이어질 수 있습니다. 최악의 경우 공갈·협박, 피싱 등 범죄에 악용될 수도 있습니다.

이 때문에 의사는 환자의 개인정보를 치료 목적에만 사용해야 하며, 다른 사람에게 알려서는 안 됩니다.

그렇다면 여기서 고민이 있습니다. 진료 중 알게 된 정보에는 과거에 저질러진 범죄나 앞으로 다른 사람의 생명을 위협할 수 있는 내용이 포함될 수도 있습니다. 이 경우 의사는 경찰에 알려야 할까요? 환자의 정보를 공개하지 않으면 사회 정의나 타인의 안전을 해칠 수 있고, 반대로 공개하면 환자의 비밀유지의무를 위반하게 됩니다. 또한 환자가 의료진에게 털어놓은 정보가 외부에 알려진다면 환자들은 더 이상 민감한 정보를 숨김없이 말하지 않게 되어, 결국 오진이나 부적절한 치료로 이어질 수 있습니다.

해외 사례

현재까지 우리나라에서 앞서 사례와 유사한 사건이나 판례는 없었습니다. 다만 미국의 경우 유사한 사건이 있었습니다. 한 대학병원의 상담치료사가 학생과 면담과정에서 학생이 자신의 여자친구를 죽이겠다는 계획을 들었고 이를 병원에 알렸지만 병원은 이와 같은 사실을 피해자에게 알리거나 경고도 하지 않았습니다. 결국 이 학생은 여자친구를 살해하였습니다. 병원이 이러한 사실을 알면서도 예방 조치를 취하지 않은 것에 대해, 법원은 배상 명령을 내렸습니다. 이러한 판단은 환자의 민감정보 보호의무보다 임박한 위험에 처한 다른 사람의 생명을 더 중요한 가치로 본 결과라고 해석할 수 있습니다.

우리나라 법의 규정

그렇다면 우리나라의 법은 어떻게 규정을 하고 있을까요? 우리나라 의료법은 의사뿐 아니라 간호사, 원무과 직원 등도 진료 과정에서 알게 된 타인의 정보를 누설하거나 발표하지 못하도록 규정합니다. 여기서 중요한 개념은 '비밀'이 아니라 '정보'입니다. '정보'란 개인 의료정보는 물론 환자와 관련된 모든 사실을 포함합니다. 2016년 이전에는 법 조항에 '비밀'이라고 규정되어 있었지만, 법정에서 '비밀' 여부를 두고 다툼이 많아 개정되면서 '정보'라는 용어로 확대되었습니다.

따라서 진료 과정에서 알게 된 환자 관련 정보는 모두 보호 대상이 됩니다. 다만 '진료를 하면서 알게 된' 정보로 한정됩니다. 예를 들어 술자리에서 지인에게 들은 환자 정보는 해당되지 않습니다. 또한 '누설'이란 진료와 무관한 제3자에게 알리는 것을 의미하므로, 환자 진료와 관련 있는 사람에게 알리는 것은 문제가 되지 않습니다. 한 사람에게만 알려도 의료법 위반이 될 수 있으며, 실제 처벌은 피해 환자의 고소가 있어야 가능합니다.

비밀 유지의 예외

하지만, 의사가 환자 정보를 절대적으로 비밀에 부쳐야 하는 것은 아닙니다. 예외가 인정되는 경우가 있습니다.

첫째, 환자의 동의를 받은 경우입니다.

둘째, 환자가 전염병에 걸린 경우입니다. 이는 전파를 차단해 공중을 보호하기 위한 것으로, 개인의 권리를 제한할 수 있습니다.

셋째, 소송에서 법원이 의무기록을 요청한 경우입니다.

넷째, 인공지능 훈련이나 빅데이터 활용 목적일 경우입니다. 단, 이때는 개인을 식별할 수 있는 정보는 제거해야 합니다.

다섯째, 국민 건강 보호 및 증진, 공공의 이익을 위한 경우입니다. 여기에 사회 정의 실현이나 임박한 위험에 처한 타인의 생명 보호 등이 포함됩니다. 다만 '공익'을 이유로 개인의 프라이버시를 무조건 희생할 수는 없습니다. 개인의 사생활 비밀과 자유, 인간 존엄성의 훼손

여부, 긴급성, 다른 수단의 유무 등을 종합적으로 고려해야 합니다.

앞선 사례의 경우 환자가 과거에 살인을 저질렀다는 사실은 이미 지나간 일이며, 환자가 고령의 췌장암 말기라 타인의 안전에 위협을 줄 가능성이 낮습니다. 따라서 환자가 상담 도중 고백한 내용을 신고한다면, 의료정보 비밀유지의무의 예외로 인정되기는 어려울 것 같습니다.

13

꼭 진료기록에 남겨야 하나요?

30세 여성 A는 출혈로 인한 쇼크 상태로 응급실에 내원했습니다. 당직 의사 B가 자세히 상담해 보니, A는 자살을 시도했다고 말했습니다. 이에 B는 해당 내용을 의무기록에 작성해 두었습니다. 며칠간 입원해 치료를 받은 뒤 퇴원할 때, A는 의사 B에게 면담을 요청했습니다.

"부탁인데 제가 자살을 시도했다는 내용은 차트에 적지 말았으면 합니다. 자살을 시도했다고 하면 건강보험의 혜택을 받지 못하거든요."

그렇다면 의사 B는 환자의 요청대로 A의 의무기록을 수정하거나 지워야 할까요?

의무기록의 역할과 중요성

의사는 환자를 진찰하면서 진단과 치료에 관련된 사항을 의무기록에 기록하게 됩니다. 의무기록은 의사 자신이 환자 상태와 치료 경과를 기록하는 것으로 이후 환자 치료에 이용합니다. 또한 다른 의사에게 해당 환자에 대한 정보를 제공하여 적절한 치료를 받도록 합니다. 의학 연구 및 교육에 이용하기도 합니다. 국민건강보험은 의무기록을 바탕으로 진료비를 평가하여 과잉 진료 여부를 판단합니다. 정부는 의무기록을 통해 의료의 질을 검토하고 평가하는 기본 자료로 사용합니다. 마지막으로 환자와 의사 간에 법적 다툼이 발생하였을 경우 법원은 의무기록을 통해 해당 의사가 적절한 진단과 치료를 시행하였는지에 대한 판단 자료로 사용합니다.

민감정보와 환자의 요청

이러한 의무기록에는 환자가 자해나 자살을 시도하였는지, 마약을 사용한 적이 있는지, 정신질환으로 치료를 받았는지 등 환자의 매우 민감한 의료정보들이 들어 있기 때문에 이러한 사실이 공개되면 당사자는 많은 어려움을 겪을 수 있습니다. 만약 자해나 자살의 경우 건강보험의 혜택을 받지 못할 수도 있습니다. 생명보험에 가입하였다면 보험금을 받지 못할 수도 있습니다. 기존에 치료받은 내용을 알리지 않고 실손보험에 가입한 경우 진료비 환급을 받지 못할 수도 있습니다. 이와 같은 이유로 어떤 환자들은 의무기록의 내용 중 일부를 기재하지 말거나 지워 달라고 요청하는 경우가 있을 수 있습니다. 그렇다면 의사는 이와 같은 환자의 요청에 따라 의무기록 내용을 수정하거나 삭제해도 될까요?

만약 환자의 요청대로 특정 내용과 관련된 의무기록을 일부러 빠뜨리거나 거짓으로 작성한다면 나중에 심각한 결과가 발생할 수 있습니다. 예를 들어 응급실로 실려온 환자가 정신과 약물을 복용하고 있지만 이러한 사실을 기재하지 않는다면 의사는 환자의 목숨을 위협할 수 있는 약을 처방하거나 처방하지 못할 수 있습니다. 만약 남편의 폭행으로 골절상을 입은 피해자의 부탁으로 폭행과 관련된 내용을 기록하지 않았다가 나중에 마음이 바뀌어 남편을 경찰에 신고하거나 이혼소송을 진행하면서 남편의 행실을 증명할 증거가 필요할 때 문제가 될 수 있습니다. 자살을 한 번 시도했던 사람은 다시 자살을 시도할 가능성이 있는데 이러한 사실을 모르는 이후의 의사는 환자의 상태 원인을 판단하는 데 더 많은 시간이 지체될 수 있습니다.

하지만 이렇게 요청하는 환자의 상황을 이해 못하는 것은 아닙니다. 건강보험 혜택을 받지 못하면 자신이 부담해야 하는 진료비가 엄청나게 나오는 것이 현실이기 때문입니다. 자해로 인한 신체적 고통과 진료비로 인한 경제적 고통은 더욱 큰 짐이 됩니다. 남편의 폭행으로 큰 상처를 입었지만 가족을 유지하고 싶은 피해자의 마음도 이해됩니다. 매달 납부하는 실손보험에서 혜택을 받고 싶은 환자의 마음도 이해됩니다.

법적 규정과 기록 수정

그렇다면 법에서는 의무기록을 임의로 삭제하거나 수정하는 것을 어떻게 판단하고 있을까요? 의무기록은 여러 다양한 용도로 사용되며 소송이 발생하면 매우 중요한 증거로 사용되기 때문에 법에서는 의무기록 작성과 보관에 관해 매우 엄격하게 규정하고 있습니다. 대표적으로 모든 의무기록은 의사에 의해 작성되어야 하며 작성한 의사가 서명해야 합니다. 또한 의료행위가 적정한지 여부를 판단하기에 충분할 정도로 상세하게 기록되어야 합니다. 중요한 것은 진료기록부를 거짓으로 작성하거나 고의로 사실과 다르게 추가로 기재하거나 수정해서는 안 된다는 점입니다. 다만 의무기록 중에서 오기나 누락된 사안이 발견되어 내용을 사후에 수정하거나 추가하는 것은 법적으로 문제되지 않습니다. 다만 법원은 진료기록을 수정하는 것만으로도 거짓으로 의무기록을 작성한 것으로 의심할 수 있습니다. 마지막으로 의무기록은 해당 의료기관에서 보관해야 하며 허가된 사람만이 의무기록을 열람할 수 있습니다. 그리고 이렇게 작성된 의무기록은 법에서 정한 기간 동안 보관되어야 합니다. 다만 환자는 자신의 의무기록을 언제든지 열람하고 복사할 수 있습니다.

이와 같은 사실을 고려하면 위 사례에서 아무리 환자의 상황이 안타깝다고 하더라도 의사는 해당 환자의 의무기록을 사실과 다르게 기재해서는 안 될 것으로 생각됩니다. 만약 의무기록을 사실과 다르게 기재한 것이 문제가 되면 국민건강보험은 해당 병원에 대해 지급한 진료비를 환수 처분할 것이고, 해당 의사는 의무기록을 거짓으로 기록한 것에 대한 법적 처벌을 받을 수 있습니다.

자살 시도의 보험 적용

그렇다면 위 사례에서 환자가 우려했던 것처럼 자살이나 자해하였을 때 건강보험의 혜택을 받지 못할까요? 보험이란 예측하지 못한 상황을 대비하는 것으로, 2013년까지는 자살 시도가 고의라는 이유로 정신질환을 가진 사람만이 건강보험의 혜택을 받을 수 있었습니다. 하지만 이러한 국민건강보험 정책으로 인해서 자살 시도를 하였지만 실패한 많은 사람들이 신체적인 고통과 함께 막대한 의료비라는 경제적인 고통을 함께 받아야 했습니다. 다행히도 2014년부터는 자살 시도와 같은 자해행위도 건강보험의 혜택을 받을 수 있게 되면서 이러한 요청이 많이 줄어들었습니다. 그럼에도 불구하고 생명의 위험과 관련이 없는 자해의 경우 원칙적으로 건강보험의 혜택을 받을 수 없습니다.

14

아동학대가 의심될 때 부모의 동의 없이 신고해도 될까요?

소아과 의사 A에게 6살 아이 B와 엄마가 함께 진료를 보러 왔습니다. 아이의 입술은 퍼렇게 멍이 들어 있었고 전신 곳곳에 상처가 있었습니다. 엄마는 아이가 넘어져 생긴 상처라고 했습니다. 의사 A는 직감적으로 부모의 학대로 인한 상처라고 생각했지만, 명백한 증거는 없었습니다.

그렇다면 의사 A는 부모의 동의 없이 아동학대로 경찰에 신고해야 할까요?

아동학대와 의사의 고민

아동학대란 보호자를 포함한 성인이 아동의 건강을 해칠 수 있는 신체적, 정신적 폭력이나 가혹행위를 하는 것을 말합니다. 아동학대를 받은 피해자는 부정적인 자아개념을 유발하여 불안과 우울과 같은 정신질환은 물론 주의력결핍 과잉행동장애(ADHD) 등 신경발달장애를 일으킬 수 있습니다. 또한 어렸을 때 겪었던 신체학대는 폭력을 학습시키는 효과로 인하여 장기적으로 비행청소년이나 약물중독자가 될 가능성을 높이게 됩니다.

이 때문에 아동학대는 물론 아동체벌도 법적으로 금지하는 국가가 늘고 있습니다. 예를 들어 핀란드는 자녀 체벌을 금지하면서 부모가 15세 미만 아동을 구타할 경우 기소 대상이 되도록 했습니다. 또한 민·형사 재판에서 체벌을 정당화하는 항변도 인정하지 않습니다.

하지만 우리나라의 경우 2000년 이전까지는 가정에서 일어나는 체벌이나 아동학대에 대하여 가족 간에 발생하는 문제라고 생각했기 때문에 사회나 국가가 간섭하지 않았습니다. 하지만 2010년대에 들어서면서 언론을 통해 부모에 의한 아동학대 사례가 여러 차례 보도되고 그 심각성이 널리 알려지고 사회적으로 문제가 되면서 법이 개정되어 이제는 가정에서의 아동학대도 처벌하고 있습니다. 참고로 아동학대는 주로 부모에 의해 발생하지만 친인척이나 어린이집에서 발생하기도 합니다.

문제는 부모가 아동학대 가해자인 경우 자신의 아이를 학대하였다고 자진하여 신고하는 것을 기대하기는 어렵다는 것입니다. 이러한 상황에서 아동학대를 의심하고 신고를 할 수 있는 사람은 아이들을 직접 관찰할 수 있는 의사나 어린이집 교사입니다.

신고를 가로막는 다섯 가지 현실적 장애물

그렇다면 의사가 부모에 의한 아동학대가 의심되었을 때 부모의 동의를 받지 않고 경찰에 신고해야 할까요? 이론상으로 의사는 아이의 신체를 직접 확인할 수 있기 때문에 인지하기 쉽고 이를 통해 피해자인 아동의 안전을 지킬 수 있습니다. 하지만 실제로 이를 실행하는 것은 쉽지 않습니다.

악마는 디테일에 있기 때문입니다. 첫째, 의사들은 아이의 몸에 멍자국이 있다고 하더라도 아이의 부모가 넘어져 생긴 상처라고 강하게 주장하면 근거도 없이 의심만으로 경찰에 신고하기는 매우 어렵습니다. 특히 병의원에 내원한 부모가 폭행을 부인하거나, 상처 부위가 실제로 넘어지거나 부딪혀 생길 수 있는 부위라면 더욱 그렇습니다. 어렵게 신고해도 신고한 사실을 확인한 가족의 욕설과 협박, 그리고 직·간접적인 영업방해에 시달릴 수도 있습니다. 특히 개원의의 경우 부모로부터 항의나 보복을 받을 수 있습니다. 실제로 경찰에게 아동학대 의심사례를 신고했던 의사의 신분이 노출되어 해당 부모로부터 폭언을 듣는 등 정신적 피해를 입은 사례도 있었다고 합니다.

둘째, 의사가 의심사례로 신고했지만 부모의 아동학대가 아닌 다른 이유로 아이가 상처를 입은 것으로 증명된다면 신고한 의사는 근거도 없이 부모를 욕보인 경우가 됩니다. 이러한 경우 신고한 의사는 비난이나 항의는 물론 소송을 당할 수도 있습니다.

셋째, 의사는 환자의 사생활을 보호하고 비밀을 유지하는 것은 의사가 가진 중대한 의무 중 하나입니다. 따라서 아이나 법적 보호자인 부모의 동의 없이 아이와 관련된 정보를 경찰에 누설하는 것은 이러한 의무 위반이 될 가능성이 있습니다.

넷째, 의사들은 아동학대가 무엇인지와 함께 어떻게 신고해야 하는지, 신고 후 어떤 상황이 발생할지에 대해 의과대학이나 전공의 시절에 배운 바가 없습니다. 이 때문에 아동학대가 의심되는 상황에서도 신고를 못하거나 주저할 수 있습니다.

다섯째, 어디서부터 아동학대로 보아야 하는지 애매한 경우가 많습니다. 학대와 훈육 사이에 모호한 지점이 많습니다. 아이의 손바닥을 회초리로 때리는 것을 학대로 봐야 할까요? 아니면 훈육이라고 봐야 할까요?

법적 규정과 한계

현재 법에서는 교사나 사회복지사와 같은 아동보호인력은 물론이고 의사에게도 직무를 수행하면서 아동학대나 방치가 의심되면 시·군·구 또는 수사기관에 신고해야 합니다. 만약 의사가 신고의무를 이행하지 않을 경우 과태료 처분을 받게 됩니다. 그럼에도 불구하고 2019년 의사에 의한 신고율은 0.8%로, 미국의 의료인 학대 신고율 14.5%에 비하면 매우 낮았습니다.

가정에서 부모의 폭력이나 학대로부터 아이들을 보호하기 위해서는 단순히 의사에게 의심되면 신고해야 한다고만 규정할 것이 아니라 신고를 한 의사에게 발생할 수 있는 여러 우려에 귀를 기울이고 해결할 수 있는 방안을 함께 찾아야 할 것입니다. 이러한 방법만이 실질적으로 부모로부터 학대받는 아이들을 보호할 수 있기 때문입니다.

마지막으로 더 고민할 점이 있습니다. 가정에서 남편이 배우자를 학대하거나 폭행한 사실을 의사가 진료 중에 알았다면 이 경우에도 의사는 남편을 경찰에 신고해야 할까요? 현재 법에서는 성인에 대한 학대에 대해 의사에게 신고를 요구하지 않으며, 신고하지 않아도 처벌하지 않습니다. 이렇게 아이와 성인을 구분하는 이유는 성인은 학대 사실을 알렸을 때의 위험과 이득을 스스로 판단할 수 있지만, 아이들은 그럴 능력이 없기 때문입니다.

15

보건상의 이유로 정부가 동의 없이 개인정보를 수집하는 것은 문제가 없을까요?

2020년 코로나19가 전 세계적으로 유행하였습니다. 우리나라도 예외가 아니었습니다. 정부는 코로나19의 전파를 예방하기 위하여 감염 확진자들을 강제로 격리하는 조치를 취하였습니다.

이와 함께 정부는 감염 확진자들의 이동 경로를 파악하여 식당이나 주점 등 접촉 위험이 높은 장소에 함께 있던 사람들에게 코로나19 진단검사를 독려하는 통지를 발송하였습니다. 또한 개인의 동의 없이 휴대폰 위치정보 서비스를 통해 감염 확진자와 같은 지역에 있었던 사람들의 개인정보를 통신사로부터 제공받아 진단검사를 독려하는 통지를 발송하였습니다. 여기에는 감염 확진자가 직접 접촉하거나 방문한 장소의 사람들은 물론, 감염 확진자와 전혀 접촉한 적이 없지만 단순히 같은 통신 중계기에 있었다는 이유만으로 통지를 받은 사람들도 있었습니다.

그렇다면 보건상의 이유로 정부가 동의 없이 개인정보를 수집해도 될까요?

코로나19와 강제격리 조치

2020년에 전 세계를 휩쓴 코로나19는 우리가 사는 세상의 거의 모든 것을 바꾸어 놓았습니다. 중국에서 환자가 폭발적으로 증가하면서 많은 국가들이 외국인 입국을 금지하였고, 마스크 착용과 거리두기를 강제하였습니다. 우리나라는 더욱 강력한 조치를 취하였습니다. 예를 들어 감염 확진자가 거쳐 간 방문 장소와 시간을 공개하면서 이들과 직간접적으로 접촉이 의심되는 모든 사람들에게 코로나19 검사를 받도록 하였습니다. 확진자는 2주간 특정 지역에서 강제 격리되었고, 환자 수가 급격히 늘면서 특정 지역 격리 대신 자가격리로 전환되었습니다. 자가격리 규정을 지키지 않으면 300만 원의 벌금이 부과되었습니다.

참고로 강제 격리라는 개념은 검역에서 나왔습니다. 검역은 영어로 quarantine인데, 40을 뜻하는 라틴어 quaranta, 혹은 40일간을 뜻하는 단어 quarantina에서 유래했습니다. 왜 검역이라는 말이 40 또는 40일을 뜻하는 말에서 나왔을까요? 여기에는 유럽에서 흑사병과 관련된 슬픈 역사가 있습니다.

페스트라고도 불리는 흑사병은 페스트균에 감염된 쥐벼룩이 사람을 물거나, 감염자의 기침·재채기를 통해 전염됩니다. 1300년대에 유행한 흑사병은 5년간 유럽에서만 약 2천만 명, 전 세계에서 약 1억 명의 목숨을 앗아갔습니다. 흑사병은 증상 발현 후 사망까지의 기간이 매우 짧고 치사율도 높아, 건강한 사람도 증상이 나타난 다음 날 아침 시체로 발견되었다는 기록이 있을 정도입니다. 당시 유럽의 기독교인들은 로마식 대중목욕을 쾌락주의와 관련 있다고 여겨 목욕 문화가 사라졌는데, 이러한 문화적 특성으로 페스트는 급격히 유럽 전역으로 확산되었습니다.

이탈리아 베네치아는 흑사병 경험을 통해 외국 선박에서 짐을 하역하기 전에 멀리 떨어진 섬에 40일간 정박하게 하여 전염병 발병 여부를 확인하도록 했습니다. 이것이 검역의 시초이며, '40일 동안 대기한다'는 의미에서 quarantine이라는 단어가 검역 또는 격리를 뜻하게 되었습니다.

격리의 효과와 능동 감시의 필요성

역사적으로도 많은 나라가 감염병 환자를 격리했습니다. 미국은 한센병 환자를 하와이와 루이지애나 수용소에 격리했고, 19세기 황열병 유행 때도 환자들을 격리했습니다. 쿠바는 1986년부터 1994년까지 HIV 감염자를 강제 요양소에 수용했고, 우리나라는 한센병 환자들을 소록도에 영구 격리했습니다.

하지만 자가격리는 개인의 자유를 심각하게 제한할 뿐 아니라, 격리당한 사람은 정신적 고통을 경험하기도 합니다. 2015년 시에라리온에서 에볼라 환자를 치료하다 귀국한 미국 간호사는 귀국 직후 시설에서 3주간 격리되었는데, 그 기간 작은 일에도 짜증을 내거나 감정 기복이 심해졌다고 합니다.

그렇다면 감염 환자와 직접 접촉한 사람들을 격리하는 조치는 실제로 감염 예방에 효과가 있을까요? 결론부터 말하면, 그렇습니다. 세계보건기구가 지금까지의 연구들을 종합적으로 분석한 결과, 접촉자를 격리할 경우 감염자 수가 최소 44%에서 최대 81%까지 줄고, 사망자 수는 최소 31%에서 최대 63%까지 감소하는 것으로 추정되었습니다.*

이러한 이유로 감염병 전파를 막기 위해서는 확진자에 대한 자가 격리는 물론, 접촉자나 접촉 의심자에 대한 능동 감시가 매우 중요합니다. 능동 감시는 확진자의 이동 경로를 추적하고, 노출 위험을 평가하며, 접촉자의 감염 위험성을 판단하는 과정입니다. 이를 위해 휴대폰 위치정보, 카드 사용 내역, CCTV 기록 등이 활용됩니다. 이렇게 얻은 정보를 바탕으로, 확진자와 직·간접적으로 접촉했을 가능성이 있는 사람들에게 검사를 받으라는 통지가 내려집니다. 이 과정에서 확진자와 실제 접촉하지 않았더라도, 단순히 같은 통신 중계기에 있었던 이유만으로 통지를 받은 사례도 있었습니다. 문제는 정부가 개인정보를 수집하면서 어떠한 동의도 받지 않았습니다. 그렇다면 정부가 보건상의 이유로 개인 동의 없이 개인정보를 수집하는 것은 정당화될 수 있을까요?

개인정보 수집과 법적 판단

정부가 동의 없이 개인정보를 수집하는 것에 반대하는 사람들은 개인은 자신의 정보가 언제, 누구에게, 어느 범위까지 알려지고 사용

* Nussbaumer-Streit B. et al., "Quarantine Alone or in Combination with Other Public Health Measures to Control COVID-19: A Rapid Review", Cochrane Database of Systematic Reviews 4 (2020).

될지를 스스로 결정할 권리가 있다고 주장합니다. 국가가 안전보장·질서유지·공공복리를 위해 정보를 수집할 수 있다 하더라도, 휴대폰 위치 정보를 통한 무차별적인 수집은 과도하다는 것입니다. 특히 특정인의 생명이나 신체가 급박하게 위협받는 상황이 아니고, 대면 조사만으로도 상당한 정보를 얻을 수 있는데도 동의 없는 개인정보 수집을 강행하는 것은 문제가 있다는 지적입니다.

반면 정부 측은 감염병 확산을 막기 위해서는 신속한 대응이 필수적이라고 설명합니다. 따라서 필요한 범위 내에서 제한적으로 개인정보를 수집·이용하고, 이후 개인에게 사후 통지를 하는 등 절차적 통제장치를 둔다면 위헌이 아니라고 주장합니다.

그렇다면 법원은 어떻게 판단했을까요? 2024년 헌법재판소는 감염병 유행과 같은 예외적 상황에서는 신속한 방역 조치가 필요하다는 점을 인정하면서 개인정보 자기결정권의 제한은 한시적이고 제한적이며, 인적 정보를 활용한 방역 대책은 국민의 생명과 건강을 보호할 뿐 아니라 사회·경제적 손실을 줄이기 위한 필요성이 크기 때문에 정부가 감염병 예방을 위해 필요한 최소 범위 내에서 개인정보를 수집·이용하는 것은 헌법에 위배되지 않는다고 결정하였습니다.

우리는 메르스와 코로나19 사태를 겪으면서, 초기 방역 실패가 얼마나 큰 피해를 불러올 수 있는지 확인한 바 있습니다. 이 때문에 정부가 개인의 동의 없이 공권력을 동원해 감염자 및 의심자의 위치와

인적 정보를 폭넓게 접근할 수 있도록 한 것입니다. 그러나 이러한 조치는 개인의 프라이버시를 침해하고, 사람들을 통제하는 데 악용될 수 있다는 우려도 낳습니다. 특히 확진자의 동선을 공개하면서, 실제 접촉 여부와 관계없이 같은 통신 중계기를 이용했다는 이유만으로 '감염병 위험자'로 지정하는 것은 논란의 소지가 있습니다. 이들은 감염 위험이 매우 낮음에도 불구하고 공공의 이익이라는 명분으로 검사나 격리를 강요당할 수 있기 때문입니다. 또한 정부가 이러한 제도를 악용해, 정책에 항의하는 집회 참가자들의 인적 정보를 확보하는 데 이용할 수 있다는 우려도 여전히 존재합니다.

16

의사들의 유튜브에 환자 진료 모습을 보여도 괜찮을까요?

어느 10월, 할로윈을 즐기려고 서울의 한 지역에 약 1만 명의 사람이 모였습니다. 한 삼거리 골목에는 막대한 인파가 빠르게 유입되면서 걸어 다닐 수도 없는 상황이었습니다. 그러다 뒤에서 누군가가 사람들을 밀쳤고, 우르르 넘어지며 연쇄적 깔림이 일어나 결국 300여 명의 사상자가 발생했습니다.

이들은 치료를 위해 인근 대학병원으로 이송되었습니다.

A대학병원 응급실에서 근무하던 의사 B는 당시 상황이 고스란히 담긴 브이로그 영상을 자신의 유튜브 채널에

업로드했습니다. 해당 환자의 신원은 노출되지 않았지만 심정지로 응급실에 내원한 환자들에게 심폐소생술을 하는 모습과 피가 묻은 장갑 등이 그대로 보이는 등 자극적인 내용이 많았습니다.

진료 현장을 영상으로 담아 소셜미디어에 올린 B의 행동은 문제가 없을까요?

의료 콘텐츠의 긍정적 영향과 부작용

가볍고 재미있는 영상이 위주였던 유튜브가 전문지식에 대한 수요가 증가하면서 의료와 관련된 콘텐츠도 급증하고 있습니다. 이러한 콘텐츠는 처음에는 의사가 주로 제작했지만, 지금은 약사, 한의사, 간호사 등 여러 의료인들도 참여하고 있습니다.

이런 의료 관련 콘텐츠는 사람들이 이해하기 어려웠던 의료정보를 쉽게 풀어내면서, 차갑고 딱딱한 이미지였던 의사들에 대한 인식을 개선하는 데 도움을 주고 있습니다. 특히 '3분 진료'라는 국내 의료 현실로 인해 진료시간에 깊이 있는 대화를 나누기 어려운 상황에서 환자나 보호자들이 관련 의료정보를 쉽게 접할 수 있는 창구 역할을 하는 것도 사실입니다.

그러나 부작용도 만만치 않습니다. 유튜브는 조회수나 구독자를 기준으로 제작자에게 금전적 보상을 제공하기 때문에 의료 콘텐츠 제작자들이 정론보다는 자극적이고 편향된 의료정보를 제공하는 경우가 급격히 늘어났습니다. 검증되지 않은 개인 의견이 사실처럼 포장되어 빠르게 전파되면서, 치료가 필요한 환자들이 약물치료를 거부하는 등 사회적으로 부정적 영향을 미치는 사례가 발생하기도 했습니다.

펜벤다졸과 안아키, 잘못된 정보의 확산

대표적인 사례가 펜벤다졸 사건입니다. 개 구충제인 펜벤다졸에 항암효과가 있다는 논문이 발표되자 해외 블로그와 유튜브에서 이를 암치료에 효과적인 것처럼 소개했고, 국내에서는 폐암 말기 환자인 개그맨 K씨가 직접 복용 후 효과를 보았다는 영상을 올리면서 열풍이 불었습니다. 일부 유튜브에서는 의사들마저 '3일 복용 후 4일간 복용하지 말라'는 등 복용 지침을 제시하기도 했습니다. 그러나 대한의사협회, 대한의학회, 식약처, 대한종양내과학회는 논문을 분석한 결과 항암효과는 명확하지 않으며 임의 복용은 예측 불가능한 부작용을 초래할 수 있다며 복용 중지를 권고했습니다. 그럼에도 많은 암 환자들이 펜벤다졸을 임의 복용하다 장 괴사, 간 손상 등의 부작용으로 입원치료를 받는 사례가 보고되었습니다.

또한 '안아키(약 안 쓰고 아기 키우기)' 운동처럼, 인터넷을 통한 잘못된 민간요법 확산도 사회적 문제를 일으켰습니다. 안아키를 주도한 한 의사는 예방접종과 해열제를 금지하고, 간장으로 비강 세척을 권유하거나 아토피 치료에 보습제를 쓰지 말라고 주장하는 등 과학적 근거 없는 치료법을 전파했습니다. 결국 그는 해독치료에 효과가 있다고 선전하면서 활성탄 제품을 불법 판매한 혐의로 법원에서 징역형과 벌금형을 선고받았습니다.

환자 진료 영상과 법적 판단

최근에는 단순 의료정보가 아니라 실제 환자 진료 현장을 담은 영상도 등장했습니다. 심정지 환자의 심폐소생술 장면이나 피가 묻은 장갑을 그대로 보여주는 자극적인 영상도 적지 않습니다.

이러한 이유로 의료계의 소셜미디어 활용을 규제해야 한다는 주장도 나옵니다. 이러한 사람들은 의사들의 콘텐츠가 환자의 민감한 개인정보를 노출해 프라이버시를 침해할 수 있고, 잘못된 의료정보는 국민 건강을 심각하게 위협할 수 있으므로 규제를 강화해야 한다고 주장합니다.

반면 규제에 반대하는 입장도 있습니다. 의사나 간호사의 소셜미디어 활용은 개인의 자유 영역에 속하기 때문에, 법적 규제보다는 전문직 윤리와 자정 노력이 더 효과적이라는 것입니다. 또한 올바른 의료정보는 환자와 의사의 소통을 넓히고 국민 건강 증진에 기여할 수 있다는 긍정적 효과도 무시할 수 없다는 것입니다.

그렇다면 법은 어떻게 규정할까요? 현행법은 소셜미디어를 통해 환자 치료 경험담 등으로 소비자가 치료효과를 오인할 수 있는 광고를 금지하고 있습니다. 그러나 객관적 의료정보 제공이나 개인적 의견 개진은 허용됩니다. 다만 병원이 자체 유튜브 채널을 개설하여 병원의 위치, 연락처, 특정 시술이나 치료 과정을 홍보할 경우, 불법 의료광고로 판단될 가능성이 높습니다.

의사도 개인으로서 소셜미디어를 사용할 수 있습니다. 하지만 의사가 사람들의 가장 민감한 개인의료정보를 다루고 있고 이러한 개인정보가 노출되었을 경우 여러 나쁜 영향을 미칠 수 있다는 것을 고려한다면 소셜미디어 사용에 신중할 필요가 있습니다. 다만 그렇다고 해서 소셜미디어 사용을 법적으로 규제해야 할지는 좀 더 고민이 필요해 보입니다.

17

자선단체에서 아이의 얼굴이 보여요

광고기획자 A는 한 자선단체로부터 모금 캠페인 광고를 의뢰받아 광고를 제작했습니다.

A가 기획한 광고에는 세 살 정도로 보이는 아프리카 어린이의 얼굴과 이름이 등장하며, 아이는 몇 달 동안 제대로 식사를 하지 못해 야위었고, 배만 불룩하게 나온 상태였습니다. 얼굴에는 파리들이 붙어 있어 매우 고통스러운 모습이 그대로 드러납니다. 광고는 "당신의 조그마한 도움이 이들을 도울 수 있습니다"라는 문구로 마무리됩니다.

과연 A가 기획한 이 광고는 효과적일까요? 그리고 아이의 얼굴과 이름을 그대로 사용하는 것에 문제가 없을까요?

빈곤포르노란 무엇인가

가난하고 힘없는 사람들, 굶주리는 아이들의 사진이나 영상을 보여주는 등 빈곤을 자극적으로 묘사하여 대중들에게 동정심을 불러일으켜 모금이나 후원을 유도하는 기법을 빈곤포르노라고 합니다. 빈곤포르노와 같은 모금 방식은 1980년대부터 시작되었다고 합니다. 우리나라를 비롯하여 세계 대부분의 자선단체들은 기아에 시달리는 어린이나 도움이 필요한 사람들의 얼굴이나 신체를 보여주는 광고를 많이 하고 있습니다. 또한 TV 프로그램에서도 조부모 가정, 아픈 엄마나 아빠를 둔 아이 등 빈곤한 사회적 약자들의 실제 사는 모습과 얼굴, 실명을 공개하면서 후원이나 기부를 요청하는 경우를 흔히 볼 수 있습니다.

빈곤포르노의 다섯 가지 문제점

이러한 빈곤포르노 방식의 광고나 모금활동에 대한 비판이 적지 않습니다.

첫째, 영상 효과를 높이기 위해 일부러 빈곤함을 연출하기도 하여 사회적인 문제가 되기도 합니다. 실제 우리나라의 한 국제 구호단체는 에티오피아 시골 마을의 열악한 식수 환경을 알리기 위해 방송사와 동행 취재를 했는데, 제작진이 극적인 장면을 위해 마을의 가축들이 물을 마시는 작은 연못에 현지 아이들을 데려가 물을 마시게 하였습니다. 아이들은 더러운 물을 마시기를 거부했지만 제작진은 “물이 없어 더러운 물을 먹는 현지 상황을 알리기 위해 필요하다”며 연출된 촬영을 고집했다고 합니다. 또한 아이들이 눈물을 흘리는 장면을 찍기 위해 아이를 꼬집어 눈물을 흘리게 하고 촬영을 강행했다고 합니다.

둘째, 광고는 고통과 배고픔을 영상화하기 위해 뼈만 앙상하게 남은 어린아이, 구걸하는 듯한 눈, 부풀어 오른 배, 굶주린 모습 등을 통해 비참함, 슬픔과 공포를 지나치게 선정적으로 사용한다는 것입니다.

셋째, 일부 아프리카의 극단적 사례만 골라 보여주면서 대륙 전체를 빈곤과 기아의 땅으로 고정화하고, 시청자에게는 우월감을 심어줄 수 있다는 비판도 있습니다. 실제로 노르웨이의 한 비영리단체는 2017년 영국 유명 백인 연예인들이 아프리카인에게 구호의 손길을 내미는 캠페인을 제국주의적이라고 비판하며 ‘최악의 자선광고상’으로 선정하기도 했습니다.

넷째, 모금 캠페인에 등장하는 인물들이 동의를 얻었다 하더라도 얼굴과 집 등 민감한 사생활이 노출되어 인격권과 존엄권을 침해할 가능성이 있습니다.

다섯째, 빈곤을 일회성 기부로만 해결하려 하거나 사회 구조적 문제를 개인의 문제로 치부하게 만들 수 있다는 지적도 있습니다. 실제로 2015년 인천 동구청은 쪽방촌인 괭이부리마을을 체험관으로 만들겠다고 했으나 "가난을 상품화한다"는 비판을 받았습니다.

광고 효과와 대안

찬성하는 의견도 있습니다. 우선 자선단체의 모금 활동은 단체 운영과 실제 도움이 필요한 사람들을 돕는 데 매우 중요합니다. 그러나 기부금은 부족한 실정입니다. 광고를 금지한다면 기부는 더 줄고 활동도 위축될 수 있습니다.

둘째, 광고 효과가 크다는 점입니다. 미국의 한 연구에서는 대학생들에게 5달러를 지급하며 자선단체 기부를 요청했습니다. 안내문 A는 아프리카 빈곤에 대한 통계만 제시했고, 안내문 B는 한 소녀의 사진과 어려운 삶을 담았습니다. 결과적으로 안내문 A를 읽은 학생은 평균 1.16달러, 안내문 B를 읽은 학생은 평균 2.83달러를 기부했습니다.

국내 NGO 단체들의 연합체인 국제개발협력민간협의회와 세계 구호단체들은 2014년 아동권리 보호 가이드라인을 마련하면서 아동의 존엄성과 권리를 존중하고 사실에 기반한 촬영, 미디어의 책무 준수를 권고했지만, 강제력이 없어 빈곤포르노 광고는 여전히 이어지고 있습니다. 전문가들은 단기적 모금 효과보다는, 기부로 삶이 어떻게 개선되는지를 보여주는 광고가 더 지속 가능하다고 말합니다. 또한 기부금 집행의 투명성을 높이는 것이 추가 기부를 유도하는 핵심이라고 지적합니다.

2장

비밀과 진실, 그 사이의 윤리

2장에서 다룬 내용을 되짚어보겠습니다. 프라이버시가 핵심 주제였습니다. 프라이버시란 ‘사생활’, ‘사적 영역’ 등을 의미하며, 개인이 자신에 대한 정보를 외부로부터 보호하는 등 자신에 대한 정보의 통제권을 행사할 수 있는 권리를 말합니다. 최근 정보통신기술이 발달하면서 개인정보의 범위가 점차 넓어지면서, 개인정보 자기결정권이라는 형태로 프라이버시가 더욱 중요해지고 있습니다.

병원에 있는 의무기록은 개인정보와 관련된 창고라고 해도 과언이 아닙니다. 의사는 환자들을 진료하면서 환자에 대한 구체적인 병력과 함께 진료에 도움이 될 만한 매우 다양하고 구체적인 정보들을 의무기록으로 정리하여 남기기 때문입니다. 최근에 정부도 인공지능을 개발하고 훈련을 시키는 데 어떻게 이러한 의무기록을 활용할지를 고민하고 있을 정도입니다. 하지만 이러한 의무기록을 활용할 때 개인의 프라이버시를 어떻게 관리할지는 매우 중요한 문제입니다.

앞서 사례를 보면 개인의료정보 중에는 질병과는 직접적인 관련성은 없어 보이는 여러 개인적인 프라이버시와 관련된 정보들도 들어가게 됩니다. 또한 아이나 치매 어르신들을 진료하다 보면 학대받거나 학대가 의심되는 경우를 만날 수 있습니다. 이와 같은 개인의료정보나 여러 정황을 발견하였을 경우에 어떻게 할지 고민에 빠집니다. 이와 같은 사실을 경찰에 알린다면 의사를 신뢰하고 자신의 불법적인 과거를 알렸던 환자의 신뢰를 무너뜨리는 일이 될 것입니다. 학대가 의심되는 아이나 어르신을 보호자의 동의 없이 경찰에게 알린다면 의사를 신뢰하고 아이나 부모를 맡긴 보호자의 신뢰를 저버리는 일이 될 것입니다. 하지만 알리지 않으면 정의는 실현되기 어렵고 이들에 대한 보호자의 학대는 계속될 것입니다. 마찬가지로 환자가 진료 중에 의사에게 이야기한 개인정보를 의무기록에서 삭제해 달라고 요청을 해도 고민에 빠지게 됩니다.

이와 같은 개인정보와 민감정보와 관련된 문제는 병원에서만 일어나는 것은 아닙니다. 정부는 공공의 안전을 위하여 때로는 개인들의 자유를 제한하거나 동의 없이 개인정보를 수집하는 경우가 있기 때문입니다. 공공의 안전을 위한다는 이유로 동의 없이도 수집할 수 있는 개인정보는 어디까지인지에 대해서도 고민해 보았습니다.

마지막으로 TV나 인터넷을 보면 기부를 요청하면서 일그러진 얼굴과 함께 배만 불룩 튀어나오고 깡마른 아이들의 모습을 쉽게 볼 수 있습니다. 주말 저녁에는 우리 집 근처에 있는 어른들이 자신들이 살고 있는 집과 아이들을 공개하고 기부를 요청합니다. 이들의 목적이 경제적으로 어려운 이들을 돕기 위해 모금한다는 선한 목적을 이해하고 얼굴이 노출되는 것에 동의를 했다고 하더라도 여전히 의문은 남아 있습니다.

개인 프라이버시와 관련된 사례들을 통해 정보 보호와 공공의 이익 사이에서 어떤 균형을 찾아야 할지 고민해보는 계기가 되었기를 희망합니다.

3장

과학의 발전과 윤리적 책임

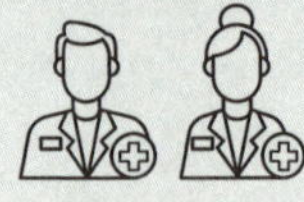

과학은 어디까지 나아가야 할까요?

유전자 편집, 인공 장기, 인공지능 진단처럼
눈부신 과학의 발전은 인간의 생명을 구하고 연장시킵니다.
그러나 동시에 인간의 존엄성과
가치에 대해 새로운 질문을 던집니다.
'더 나은 치료'와 '인간다움' 사이의 경계는
어디까지 허용될 수 있을까요?

3장에서는
과학적 진보와 윤리적 책임이
충돌하는 순간을 다룹니다.
인간 배아 연구, 장기이식, 생명 연장의 기술적 가능성과 한계,
그리고 그 속에서 의사와 사회가
짊어져야 할 책임을 함께 짚어봅니다.

18

의학 발전을 위해 비윤리적인 실험을 용인해도 될까요?

의사 A는 B형 간염 치료를 위한 약물 C를 연구하고 있었습니다.

그는 임상연구에 대한 동의서를 받지 않은 채, 지능지수가 70 이하인 유아들을 모집하여 B형 간염 바이러스를 주입한 뒤, 15일 후 치료약물 C를 투여하고 그 효과를 관찰하는 임상시험을 시행했습니다. 그 결과, 치료약물 C가 탁월한 효과가 있다는 사실을 증명할 수 있었습니다.

다만 임상연구를 진행하면서 사망자는 없었지만, 몇몇 아이가 바이러스 감염으로 인한 심각한 후유증을 겪었습니다. .

그렇다면 의사 A의 연구성과를 인정해야 할까요? 만약 인정하지 않는다면, A가 개발한 치료약물 C를 사용해도 될까요?

임상시험의 의의와 필요성

생명과학기술이 발달하면서 인간의 수명은 연장되었습니다. 이러한 발전의 원동력 중 하나가 바로 사람을 대상으로 하는 임상시험입니다. 임상시험이란 동물실험을 통해 효과와 안전성이 확인된 물질이나 기구를 실제 사람에게 적용해 안전성과 효과를 평가하는 것입니다. 임상시험에서 안전성과 효과성이 입증되면 규제 당국의 허가를 받아 환자에게 사용될 수 있습니다.

하지만 임상시험에 사용되는 약물이나 의료기기는 완전히 검증되지 않은 신약·신의료기기이기 때문에 예상치 못한 부작용이 발생할 수 있습니다. 따라서 임상시험은 엄격한 규정과 절차에 따라 진행되어야 하며, 참여자에게는 기대 효과뿐 아니라 발생 가능한 부작용에 대해서도 충분히 설명해야 합니다. 또 예기치 못한 부작용이 발생하면 즉시 시험을 중단하고 원인을 파악하며, 환자가 회복할 수 있도록 조치해야 합니다. 실제로 임상시험 과정에서 부작용으로 고통을 받거나 사망하는 사례도 드물지 않게 보고되고 있습니다.

비윤리적 연구 결과의 가치 논쟁

임상시험을 진행하는 의사들은 빠른 시간 안에 많은 대상자를 모집하고 싶어 하지만, 검증되지 않은 신약, 신의료기기에 대한 임상시험에 자발적으로 참여하려는 사람은 많지 않습니다. 그래서 일부 의사들은 효과와 안전성에 대해 충분히 알리지 않거나, 동의서를 허술하게 받는 등 비윤리적 연구를 저지르기도 합니다.

그렇다면 비윤리적인 방법으로 얻은 연구 결과라 하더라도 환자 치료에 유용하다면 인정해야 할까요?

반대하는 입장은 "아무리 목적이 좋아도 방법이 정의롭지 못하다면 결과가 유익해도 사용해서는 안 된다"는 것입니다. 그렇지 않으면 연구자들이 비윤리적 실험에 유혹을 느낄 수 있기 때문입니다. 반면 찬성하는 입장은 "비윤리적 연구라 하더라도 신약이 환자의 생명을 살릴 수 있다면, 더 많은 사람들의 행복을 위해 어쩔 수 없이 인정해야 한다"는 주장입니다.

윤리 기준의 변화와 상대성

여기서 하나 더 고민이 필요합니다. 특정 연구가 윤리적인지 아닌

지 판정하기 위해서는 기준이 일정해야 합니다. 문제는 연구에 대한 윤리 기준이 점점 강화되고 있다는 것입니다. 예전에는 수술 중 채취한 조직 샘플을 환자 동의 없이 연구에 사용하기도 했습니다. 영국 초기 해부학자들은 시체를 도굴하거나 살해된 시체를 연구에 사용하기도 했습니다. '백신의 아버지'로 불리는 제너는 정원사의 아들에게 우두를 접종한 뒤, 수두 바이러스에 노출시키는 실험을 진행했습니다. 그러나 그는 정원사와 그 아들에게 해당 실험의 위험성을 설명하지 않았습니다. 당시에는 문제가 되지 않았으나 지금이라면 범죄로 간주될 것입니다. 즉, 연구 당시 허용되던 행위가 시간이 지나 비윤리적으로 평가될 수 있다는 것입니다. 이러한 상황에서 현재의 윤리 기준으로 과거 연구를 평가한다면 상당수 연구가 활용 불가능해질지도 모릅니다.

또 비윤리성의 판단에 보편적 기준을 적용할지, 상대적 기준을 적용할지도 논란입니다. 예를 들어 우리나라에서는 임상시험 참여자에게 교통비 명목으로 5~10만 원을 지급합니다. 이는 경미한 보상으로 볼 수 있지만, 개발도상국에서는 큰 유혹이 될 수 있습니다. 최근에 다국적 제약회사의 많은 임상시험이 개발도상국에서 시행되고 있는데 이는 선진국에 비하여 낮은 비용과 규제가 적고, 피해보상 강제력의 약하기 때문입니다. 실제로 1980~1990년대 HIV/에이즈 관련 임상시험은 우간다, 태국 등에서 시행되었는데, 기존 치료법을 제공하지 않고 신약만 투여하는 등 선진국에서 허용되지 않을 연구들이 진행되어 문제가 되었습니다. 그렇다고 이러한 다국적 제약회사가 개발도상국에서 윤리적 이유로 임상연구를 하지 못하게 하는 것도 문제가 있습니다. 개발도상국은 열악한 의료 환경과 자금 부족으로 기본적인 치료조차 받지 못하는 환자가 많기 때문입니다. 이런 상황에서 다국적 제약회사의 신약 임상시험에 참여하는 것만으로도 환자들에게는 희망이 될 수 있으며, 소정의 보상도 그들에게는 소중할 수 있습니다.

19

임상시험에 참여해도 될까요?

심장내과 전문의 A는 급성심근경색을 유발하는 동맥경화 부위가 특정 화학물질과 밀접하게 관련 있다고 생각했습니다. 그는 자신의 이론을 검증하고자 협심증이나 급성심근경색 환자의 관상동맥 영상을 촬영하고, 동맥경화로 좁아진 부위에서 생체조직을 떼어내 그 원인을 조사하며 예방 가능성을 확인하는 연구 B를 진행하려 합니다. 그러나 연구 B는 참여하는 환자들에게 직접적인 이득은 없고, 오히려 혈관 손상이나 파열과 같은 합병증 위험이 있습니다.

환자 C는 갑작스러운 흉통으로 응급실에 내원해 급성심근경색 진단을 받았고, 의사 A로부터 연구 B 참여 요청을 받았습니다. 환자 C는 즉시 치료가 필요한 중증 응급환자로, 의사 A에 의한 빠른 치료가 필요한 상황입니다.

과연 환자 C는 임상연구 B에 참여해야 할까요?

임상시험의 의의와 기대 효과

임상시험은 동물실험으로 효과가 확인된 신약이나 의료기기를 사람에게 적용해 효과와 안전성을 평가하는 과정입니다. 최근 몇 년간 우리나라의 임상시험 역량이 크게 성장하면서 실제 환자를 대상으로 한 임상시험 건수도 폭발적으로 증가했습니다. 2017년 다국가 임상시험은 299건이었으며, 한국은 세계 시장 점유율 6위를 차지했고 서울은 도시 기준 세계 1위를 기록했습니다.

환자들의 인식도 긍정적으로 변했습니다. 과거에는 임상시험 권유를 받으면 "내가 마루타냐"라며 분노하는 경우가 많았지만, 최근에는 스스로 참여하겠다고 찾아오는 사례도 늘고 있습니다. 임상시험에 참여하면 신약을 무료로 먼저 투여받을 수 있고, 의사들의 관심이 높아져 진료의 질이 향상되는 장점이 있기 때문입니다. 병원은 연구기관으로서 이미지 개선과 홍보 효과를 얻고, 환자 유치와 수익 증가에도 도움이 됩니다. 의사는 연구비 지원과 논문 출판 기회를 얻으며, 국가는 연구 역량을 확보해 장기적으로 국산 신약 개발에도 기여할 수 있습니다.

임상시험의 위험성과 부정행위

그러나 단점도 있습니다 임상시험은 안전성과 효과가 완전히 입증되지 않은 약물·기기로 시행되므로 예측 불가능한 부작용이 발생할 수 있습니다. 기존 시판 약보다 못한 결과가 나오거나, 오히려 해가 되는 경우도 있습니다. 특히 제1상·제2상 시험과 같은 초기 단계 약물·기기에 대한 임상시험이 늘면서 부작용이 발생할 위험이 증가한 것도 사실입니다.

실제로 2011년 상반기 한 TV 프로그램 보도에 따르면 임상시험 참여 후 사망한 사람이 18명이었고, 이 중 7명은 시험 약물과 관련성이 의심되는 케이스였습니다. 그 가운데 4명은 다국적 제약사의 간암 치료제 임상시험에 참여했다가 사망했습니다.

또한 일부 임상시험의 경우 환자에게 직접 이득이 없고 오히려 위험만 가중되기도 합니다. 더불어 신약과 위약(가짜약)을 1:1로 배정하는 임상시험의 경우 위약군에 속한 환자는 신약을 전혀 받지 못하게 됩니다.

임상연구 윤리와 절차 그리고 문제점

이러한 상황에도 불구하고 많은 환자들은 임상시험 참여가 곧 이익으로 이어진다고 오해합니다. 그 이유는 대부분의 임상시험이 주치의에 의해 진행되고, 기존 치료와 유사한 방식으로 제공되기 때문입니다. 또 효과적 치료법이 없는 환자들은 지푸라기라도 잡는 심정으로 참여하고, 주치의가 권유하면 거절하기 어렵습니다. 더구나 연구를 수행하는 의사가 전문의이자 대학교수인 경우 신뢰도가 높아 환자들이 쉽게 동의하기도 합니다.

이 때문에 전 세계적으로 임상연구는 엄격한 규정을 거쳐 시행됩니다. 우선 연구계획서를 병원 임상윤리위원회에 제출해 동료 평가를 받아야 하며, 연구 필요성과 안전성 여부를 심사받습니다. 이후 참여자에게 장단점을 충분히 설명하고 동의서를 받아야 합니다. 연구 도중에도 임상윤리위원회는 연구가 계획대로 진행되는지 주기적으로 확인하며, 문제가 있으면 즉시 중단시킵니다. 또한 모든 임상연구는 의무적으로 보험에 가입해, 연구로 인한 피해가 발생할 경우 참여자가 보상받을 수 있도록 합니다. 물론 이러한 절차가 위험성을 완전히 제거할 수는 없지만, 환자가 보다 안전하게 참여할 수 있는 환경을 조성한다는 점에서 의미가 있습니다.

그럼에도 불구하고 임상시험에서 부정행위 사례가 적지 않게 발생하고 있습니다. 의사들은 임상시험을 시행함으로써 생기는 금전적 이익과 임상시험에 성공한 명예 등을 얻고 싶어하고, 의뢰자인 제약회사는 기대되는 좋은 결과를 얻어 시장판매를 통해 금전적 이익을 얻고 싶다는 기대가 만나 피험자인 환자의 안전과 이익이 무시되기 때문입니다.

20

독창적인 수술법도 특허로 보호해야 할까요?

기존의 백내장 수술은 렌즈를 갈아 끼운 뒤 절개한 상처를 봉합했는데 수술 후 난시가 되는 일이 많았습니다. 의사 A는 백내장 수술을 할 때 눈의 특정 부위만 절개하고 렌즈를 갈아 끼우면 봉합할 필요 없이 상처가 호전되어 난시 등이 나타나지 않는다는 것을 발견하였고, 이러한 백내장 수술 방법에 대해 특허를 출원하였습니다. 그리고 A의 허락을 받지 않고 동일한 수술 방법으로 수술을 한 의사 B에 대하여 특허 침해로 고소하였습니다.

법원은 의사 A의 특허권을 인정해야 할까요?

특허의 목적과 기능

특허란 발명가에게 일정 기간 동안 기술발명에 대한 배타적인 권한을 부여하는 대신 새로운 발명의 내용을 세상에 공개하도록 하는 제도입니다. 그렇다면 특허권을 인정하는 이유는 무엇일까요? 새로운 제품이나 기술을 개발하는 데에는 많은 시간과 비용, 그리고 노력이 듭니다. 하지만 이렇게 만든 제품이나 기술이라고 하더라도 다른 사람이 쉽게 따라하거나 복제할 수 있습니다. 새로운 제품이나 기술을 아무런 대가 없이 누구나 쉽게 따라하거나 복제한다면 새로운 제품이나 기술을 발명하려고 노력하는 사람이 거의 없고, 만약 발명을 하더라도 세상에 공개하려는 사람이 없을 것입니다. 이렇게 새로운 제품이나 기술을 세상에 공개하지 않으면 후세의 사람들은 유사한 기술 개발을 위하여 처음부터 다시 시작해야 하기 때문에 중복투자로 인한 많은 시간과 비용을 낭비할 것입니다.

이러한 이유로 특허권은 발명가나 기업이 새로운 제품이나 기술을 공개하도록 하는 대신 일정 기간 동안 독점권을 인정하는 방식으로 발명가(기업)를 보호하고 기술발전을 촉진하기 위한 제도라고 할 수 있습니다. 다만 발명가(기업)에게 기간의 제한 없이 무한정 독점권을 인정하면 장기적으로는 사회적 경쟁력이 약화될 수 있기 때문에 일정 기간 동안만 인정하는 것입니다. 그리고 이 기간이 종료되면 누구나 제한 없이 해당 기술을 사용할 수 있습니다.

지식재산권의 범위

특허 범위는 새로운 제품이나 기술에서 벗어나 최근에는 문학이나 예술작품, 예술가나 음악가의 실연행위, 상표 및 사업적 명칭과 표시, 영업비밀과 데이터베이스까지도 포함되는 방향으로 확대되고 있습니다.

그렇다면 특허권과 재산권은 무엇이 다를까요? 특허권은 재산권과 달리 영원히 인정되지 않는다는 것입니다. 예를 들어 집이나 자동차와 같은 소유물은 팔거나 망가지기 전까지는 소유물에 대한 권리를 영구적으로 보유합니다. 하지만 특허권의 경우 20년, 저작권은 저작자가 사망한 후 70년과 같이 보호기간이 정해져 있습니다. 예외적으로 상표권의 경우 10년마다 갱신할 수 있으며 이론적으로는 영구적으로 유지가 가능합니다.

지식재산권은 크게 산업재산권과 저작권으로 나뉩니다. 산업재산권이란 산업에 이용되는 무형의 지적인 창조물과 식별표지를 보호하는 권리로서 다시 특허권과 실용실안권, 의장권(디자인권), 상표권으로 나누게 됩니다. 새로운 기술을 창작한 경우에는 특허권이 부여되고, 물품의 형상·모양·색채 등 외형에 대한 창작물에는 의장권이 부여됩니다. 상표권은 상품이나 서비스의 명칭인 상표를 독점할 수 있는 권리이고 실용실안은 특허에 비해 상대적으로 작은 발명에 주어지는 권리입니다. 저작권(copyright)은 창작물을 만든 저작자가 자기 저작물에 대해 가지는 권리로서 음악이나 소설, 시, 영화와 같은 문학이나 예술 분야의 창작물에 부여됩니다.

의료행위의 특허화: 찬반 논점

의사는 환자를 진료하면서 수술이나 시술 등 여러 의료행위를 합니다. 이렇게 의료행위를 하면서 어떤 의사들은 환자를 치료하는 획기적인 수술 방법이나 시술 방법을 체득할 수 있습니다. 그렇다면 이러한 의사의 의료행위도 특허로 인정해야 할까요?

특허로 인정해야 한다는 사람들은 첫째, 의료행위에 특허를 인정하면 의료행위에 대한 연구발전을 촉진하여 의료의 질 향상과 함께 환자의 삶의 질 개선에 도움을 줄 수 있고, 이전에 존재하지 않던 새로운 산업을 창출할 수 있다는 것입니다. 둘째, 의료기관들은 경쟁우위를 확보하고 이윤을 높이기 위하여 독창적인 의료행위를 개발하려고 많은 투자를 할 것이고, 이러한 투자는 새로운 성장동력이 될 수 있습니다. 셋째, 의료행위에 관한 발명도 지적활동을 통한 기술적 창작물로서 의료기기와 약물과 같이 특허로 보호받을 수 있는 새로운 기술임에도 불구하고 단지 의료행위라는 이유만으로 특허권을 인정하지 않는다면 이는 너무 차별적이고 모순적이라는 것입니다. 마지막으로 의료행위의 경우 특허권에 일정 정도의 제한을 가한다면 국민건강과 복지를 지키는 공익성과 개발자의 사적 이익을 적절히 조화시킬 수 있다는 것입니다. 예를 들어 의료행위를 특허로 인정하되 강제로 특허료를 낮게 책정하거나, 실시권을 받지 못하더라도 환자들에게 사용할 수 있게 한다면, 의료행위를 특허로 인정하지 않음으로 발생하는 문제점을 해결하면서도 특허권자와 사용자 이익을 조화시킬 수 있다는 주장입니다.

반대 논점과 우려

이에 비하여 반대하는 사람들의 주장은 다음과 같습니다. 첫째, 의료행위는 사람의 생명을 다루기 때문에 특허로 인하여 사용이 제한되어서는 안 된다는 것입니다. 만약 특정 수술이나 시술에 대한 기술을 특허로 인정한다면 과도하게 높은 실시료를 청구할 수 있고, 비용을 지불할 수 없는 사람은 치료를 받지 못할 수 있습니다. 둘째, 의료기술 특허권을 가진 자와 번잡한 특허료 협상을 하다가 환자의 치료시기를 놓칠 수도 있습니다. 셋째, 특허권자가 특정 병원에만 치료방법을 독점적으로 허가한다면 특정 병원에 소속되지 않은 의사는 환자의 생명을 살리기 위하여 차선의 기술을 사용하거나, 특정 병원이라는 이유로 치료를 하지 못하게 될 수도 있습니다. 반대로 특정 병원에만 해당 수술이나 시술을 허용하면 다른 병원은 경제적 손해를 입거나 명예를 잃을 수도 있습니다. 넷째, 의료기기 또는 의약품의 경우 개발과정에서 막대한 자금이 소요되고 대규모 조직이 연구개발을 수행해야 하기 때문에 특허라는 독점적 권리를 통해 투자금을 회수할 필요가 있지만, 수술 또는 시술과 같은 의료행위 발명의 경우 의사가 단독으로 개발하는 경우가 많고 상대적으로 개발비용이 적게 들기 때문에 특허로 보호할 필요성이 낮다는 것입니다.

현행 법제와 해외 사례

현재 우리나라 법에서는 의사가 인간의 질병을 진단·치료 또는 예방하는 방법, 즉 의사들을 통해 행해지는 의료행위 자체는 산업상 이용가능성이 없다는 이유로 특허권을 인정하지 않고 있습니다. 다만 의료기기나 의약품은 특허를 인정받을 수 있습니다. 그렇다면 해외는 어떨까요? 유럽의 경우 우리나라와 유사하게 의사의 의료행위는 산업상 이용가능성이 없다는 이유로 특허로 인정하지 않습니다. 다만 환자 신체를 직접 대상으로 하는 방법만이 특허로 인정받지 못하고, 체외에서 이루어지는 기술의 경우는 치료가 목적이더라도 특허 대상이 된다고 합니다. 진단기술도 의사의 최종 판단을 위한 자료를 수집하는 데 불과한 방법의 경우에 한하여 특허 대상이 된다고 합니다.

미국은 의료기술을 특허 대상에서 제외하는 명시적 규정이 없어 실무적으로 의료방법에 대한 특허가 가능하지만, 의료업 종사자 또는 건강관리 주체의 경우 특허권 침해 주장을 할 수 없도록 하여 특허권은 인정하되 그 권리행사를 제한하는 방식으로 문제를 해결하고 있습니다. 중국의 경우 인간이나 동물에 적용하는 수술·치료·진단 방법은 특허로 인정하지 않지만, 인체나 동물체로부터 중간적 결과로 정보를 얻는 방법, 분리된 조직이나 배설물을 처리하여 외부에서 결과를 얻는 방법, 획득한 정보의 처리 방법 등은 특허로 인정하고 있습니다.

21

약물의 용량 변경도 특허로 인정해야 할까요?

글로벌 제약회사 A는 만성 B형 간염바이러스 치료에 사용되는 약물을 개발하였는데 연간 수천억 원 규모의 매출을 올리는 처방 1위 전문의약품입니다. 하지만 이 약물은 20년 전 특허 등록이 되어 올해 특허가 만료되었고, 국내 제약회사 B는 해당 약품의 복제약을 출시하였습니다. 이에 제약회사 A는 특허 만료 1년 전에 해당 약물의 투여 용량을 변경하는 용도 변경 특허를 출원하였고, B사가 자신의 특허권을 침해했다며 소송을 제기하였습니다.

제약회사 B는 투여 용량의 변경은 자유 실시 기술에 해당

하므로 특허 침해가 아니라고 주장하였습니다.

그렇다면 기존약의 용량을 변경하는 것을 특허로 인정해야 할까요?

특허 기간과 의약품의 예외성

신약의 경우 개발해서 실제 판매하는 데까지 오랜 기간과 많은 투자비용이 드는 위험이 큰 투자입니다. 하지만 성공하면 특허 기간 동안 상업적 판매를 독점하여 막대한 수익을 기대할 수 있습니다.

일반적인 특허 기간은 특허 출원일로부터 20년이지만, 일반적인 기술이나 상품의 경우 개발에서 상업적 판매까지 시간이 걸리므로 실제 유효 특허 기간은 15~18년 정도입니다. 그러나 의약품의 경우, 신약에 대한 특허를 받더라도 효과와 안전성을 검증하기 위한 임상시험을 시행하고 상업적 판매에 대한 행정당국의 승인을 얻는 데 많은 시간이 소요되므로 실질적으로 특허권을 누릴 수 있는 기간은 8~12년에 불과합니다.

다만 일반 기술·상품은 특허 만료 시점이 다가갈수록 판매량이 급격히 줄어드는 경향이 있지만, 의약품은 특허 만료 직전 매출이 급증하거나 정점에 도달하는 경향이 있어, 특허 기간을 연장할 때 발생하는 추가 수익이 매우 커집니다.

이에 따라 많은 글로벌 제약회사가 있는 미국은 의약품에 대하여 1984년 특허권 존속기간 연장 등록 출원제도를 시행하였고, 이후 다른 나라에서도 유사한 제도를 도입하였습니다. 특허권 존속기간 연장 등록 출원제도란, 규제당국 허가를 위한 시험·심사로 특허를 실시하지 못한 기간만큼 일정 범위 내에서 특허 기간을 연장해 주는 제도입니다. 우리나라도 1987년 물질특허제도를 도입하였고 1999년부터 본격적으로 특허권 존속기간 연장 등록출원이 시행되고 있습니다. 이 제도는 신규 물질에 대한 특허 외에도 조성물·제형·제조 방법 및 용도에 대해서도 특허권을 인정함으로써, 신규 물질의 시장 독점 범위와 기간을 확대할 수 있습니다.

이렇게 법적으로 특허 기간을 연장할 수 있게 보장하자, 글로벌 제약회사들은 에버그리닝(evergreening) 전략을 세워 신약 보호기간을 연장하고 이익을 극대화하고 있습니다. 에버그리닝은 과거 평균 10개 정도의 특허로 신약을 보호했던 것과 달리, 기존 특허가 만료되기 전에 새로운 특허를 출원하거나 권리 범위를 넓혀 복제약의 시장 진입을 지연시키는 전략입니다. 이를 위해 2년 간격으로 약의 형태나 구조를 조금씩 바꾸어 후속 특허를 지속적으로 추가하거나, 동일한 성분이라도 제조 방법을 변경해 새로 출원하거나, 적응증·제형의 결정형 등을 변화시킵니다. 실제로 이 전략으로 제약회사들은 막대한 추가적인 이익을 얻습니다. 예를 들어 1986년 영국에서 처음 발매된 항우울제 플루옥세틴(fluoxetine, 프로작™) 의 특허권은 1995년 1월 만료되었지만, 특허권 존속기간 연장 제도에 의해 2000년 1월까지 5년간 시장 판매 독점권이 연장되었고, 이로 인해 수천억 원의 추가 수익을 얻었습니다.

에버그리닝 전략에 대한 각국의 대응

그렇다면 전 세계는 이러한 에버그리닝 전략에 어떻게 대응하고 있을까요? 인도의 경우, 에버그리닝의 주된 수단인 후속 개량 발명 특허의 허가 기준을 높여 단순히 기간 연장을 위한 특허 출원을 인정하지 않고 있습니다. 호주는 에버그리닝을 목적으로 특허 소송을 제기해 패소할 경우 막대한 벌금을 부과합니다. 미국은 이미 기존에 고유적으로 존재하는 용도·기능 또는 알려지지 않은 특성에 대한 단순 발견은 새로운 것으로 인정하지 않으며, 존속기간 연장만을 위한 특허 등록을 허용하지 않습니다.

특허 연장을 둘러싼 논쟁과 법적 판단

그렇다면 의약품에 한하여 특허권을 연장해야 할까요? 찬성 측은, 일반 기술의 유효 특허 기간 15~18년에 비해 의약품은 임상시험·허가 절차로 실질 기간이 8~12년에 불과하므로 형평성 차원에서 연장해야 한다고 주장합니다. 또한 신약 개발은 고위험·고비용 투자이므로 충분한 이익을 보장해 R&D와 혁신 재투자의 동력을 만들어야 한다는 입장입니다.

반대 측은, 신약을 개발하는 회사 다수가 미국·유럽의 글로벌 제약사여서 이익이 본국으로 환류되고, 국내 제약사는 복제약 판매 기회를 놓쳐 국가경제에 불리하다고 지적합니다. 또한 환자들은 연장된 특허 기간 동안 비싼 약가를 부담해야 하므로 건강보험은 보험료 인상이나 다른 치료에 대한 보장 축소를 고민해야 합니다. 마지막으로 빈민층·개발도상국은 약만 복용하면 치료 가능한 상황에서도 연장된 특허 탓에 치료 접근이 지연될 수 있습니다.

2015년 우리나라 법원은 "약물의 투여 용법과 투여 용량도 대상 질병 또는 약효에 관한 의약품 용도와 본질이 같다"고 하면서, 투여 용법·용량 변경으로 약효 향상·부작용 감소·복약 편의성 증진 등 예상하지 못한 효과가 있고, 그러한 개발에 상당한 비용이 소요되어 신규성·진보성 등 요건을 갖춘 경우 특허가 부여될 수 있다고 보았습니다. 다만 위 사례의 경우 투여 용량이 임상시험 결과나 제반 사정을 종합하면 쉽게 도출되고 그 효과도 예측 가능하였기 때문에 신규성·진보성이 없는 자유 실시 기술로 보아 특허를 인정하지 않는다고 판결하였습니다.

참고로 우리나라는 1987년 물질특허제도를 도입했고 1999년부터 특허권 존속기간 연장 등록 출원을 본격 시행하고 있습니다. 다만 정부는 2015년부터 '의약품 허가-특허 연계 제도'를 시행하면서, 제약사가 신약특허를 등재하고 복제약이 침해했다고 판단될 경우 판매금지 신청을 할 수 있도록 하는 대신, 복제약 제약사는 등재 특허를 돌파하여 복제약 개발에 성공하면 우선 판매할 수 있게 하여 복제약의 신속한 시장 진입 통로를 마련했습니다.

22

특허권이 만료되지 않은 오리지널약에 대한 복제약 판매를 허용해야 할까요?

최근 글로벌 제약회사 A는 기존 치료제보다 훨씬 효과적인 C형 간염 신약을 최초로 개발해 판매하기 시작했습니다. 문제는 약값이 매우 비싸 12주 치료에 약 5천만 원이 든다는 점입니다. 부유한 국가는 감당할 수 있지만, 개발도상국 환자들은 약값이 너무 비싸 치료를 받지 못하고 죽음을 기다릴 수밖에 없습니다.

이러한 상황에서 인도 제약사 B는 특허권과 독점판매권을 가진 A의 허락이나 승인을 받지 않고, 신약과 같은 성분의 복제약을 개발해 한 달 10만 원 정도의 가격에 판매하기 시작했습니다. 이에 환자단체는 정부에 인도 제약사 B의 의약품에 대한 수입 허가를 요청했습니다.

그렇다면 우리나라는 해당 약품의 수입과 판매를 금지해야 할까요?

신약 가격과 특허 제도의 균형

특허는 사람과 기업의 혁신을 장려하기 위한 제도로, 특허 기간 동안 제약회사는 약물을 최대 이익을 남길 수 있는 가격으로 책정합니다. 따라서 신약의 가격은 대체로 비쌉니다. 하지만 특허 독점이 유지되는 약물이라도 가격을 갑자기 인상하면 사회적 비난을 받습니다.

예를 들어 2015년 사업가 마틴 슈크렐리는 특허가 만료되었지만 복제약이 아직 출시되지 않은 톡소플라즈마 치료제 판매권을 인수한 뒤, 약값을 알약 한 개당 17.5달러에서 750달러로 인상했습니다. 이 사건은 큰 비난을 불러일으켰고, 당시 힐러리 클린턴 전 국무장관은 약가 억제 공약을 내놓기도 했습니다. 결국 슈크렐리는 불법적 반경쟁 행위와 금융사기로 기소돼 징역 7년을 선고받고, 막대한 배상금과 함께 제약업계에서 퇴출되었습니다.

이 사건의 본질은 기존에 저렴하게 판매되던 약값을 갑자기 올린 데 있었지만, 애초부터 신약을 비싸게 판매하는 것 자체는 문제되지 않습니다. 실제로 최근 신약의 가격은 급격히 상승해, 항암제 아바스틴은 연간 약값이 약 10만 달러에 달합니다. 이렇게 비싼 신약은 개발도상국은 물론 선진국 환자에게도 큰 부담이 됩니다. 그러나 특허 기간이 끝나 복제약이 출시되면 자연스러운 가격 경쟁으로 약값은 내려갑니다.

복제약 허용 논의와 대안

특허 신약의 독점판매로 인한 고가 약제 문제를 해결하기 위해, 특허가 유지되는 신약이라도 제한적으로 복제약을 허용해야 한다는 주장이 제기됩니다. 특허제도로 혁신을 장려하는 동시에 최대한 많은 사람의 생명을 살리는 균형을 지향해야 하기 때문입니다. 특허만 너무 강조하면 개발도상국 환자들은 치료제가 있어도 사용하지 못하고, 반대로 환자의 건강권만 강조하면 제약회사는 혁신 동기를 잃을 수 있습니다.

이에 대안적으로 특허 기간이 유지되더라도 개발도상국에는 저렴한 가격으로 공급하거나 복제약 생산을 제한적으로 허용하는 방안이 필요하다고 주장하는 사람들이 있습니다. 이렇게 하면 선진국과 개발도상국 모두 신약 혜택을 누릴 수 있고, 제약사도 추가적인 시장을 확보할 수 있습니다.

반대 의견과 국제적 사례

하지만 이렇게 싸게 공급된 복제약이 역수입돼 선진국 시장으로 흘러들어 가면, 신약을 개발한 제약사가 막대한 손실을 입을 수 있습니다. 또한 신약을 개발도상국에 싸게 공급하면 선진국도 동일한 가격을 요구할 가능성이 높습니다.

그렇다면 특허 신약을 살 수 없는 개발도상국은 신약을 사용하지 못할까요? 반드시 그렇지는 않습니다. 일부 나라들은 특허권을 약하게 보호하거나 강제실시권 제도를 이용합니다. 강제실시권이란 비특허권자가 공익적 목적을 위해 특허권자의 동의 없이도 복제약을 생산·판매할 수 있도록 허용하는 제도로, 복제약 제조회사는 특허 보유자에게 일정 비율의 로열티를 지급합니다.

대표적으로 인도의 경우 의약품의 '물질특허'를 인정하지 않고 '공정 특허'만 인정하여 동일한 약이라도 합성 방법(공정)이 다르면 합법적으로 제조·판매할 수 있었습니다. 이러한 느슨한 특허권으로 자국 제약사들이 특허를 우회해 저가 복제약을 생산·공급할 수 있었습니다. 또한 공중보건 목적의 강제실시권 제도를 폭넓게 인정해 복제약 제조 능력이 없는 개발도상국에도 의약품을 수출합니다.

다만 특허권을 너무 약하게 보호하거나 비상 상황이 아닌데 강제실시권을 남용하면 무역분쟁과 보복을 초래할 수 있습니다.

예를 들어 1997년 남아프리카공화국은 HIV/AIDS로 인한 공중보건 위기를 이유로 병행수입을 허가하는 강제실시권 법을 통과시켜 복제약을 수입했습니다. 이에 미국 제약사들이 반발하였고 미국 정부는 WTO에 제소했으나, 인권단체와 시민사회 반대 여론으로 결국 소송을 철회했습니다. 브라질도 1996년 비슷한 법령을 통과시켰으나, 이후 미국과 협의해 복제약은 수출하지 않기로 합의했습니다. 인도도 공정특허제도가 무역분쟁 등 문제가 되자 2005년부터 물질특허를 인정하고 있습니다.

우리나라도 강제실시권 제도가 있으나 전시나 이에 준하는 비상시에만 공익적 목적으로 제한적으로 시행할 수 있어, 인도와 같은 방식으로 특허권이 남아 있는 신약에 대한 복제약을 생산하거나 다른 나라에서 수입하는 것은 불가능합니다.

그럼에도 불구하고 고민은 남아 있습니다. 어떻게 해야 혁신을 장려하면서도 동시에 전세계가 신약의 혜택을 골고루 누릴 수 있을까요?

23

휴대폰 앱을 통해 의사가 환자를 진료해도 문제는 없을까요?

전자기기 회사 A는 스마트링으로 혈압을 측정할 수 있는 '헬스모니터'를 출시하였습니다. 기존에는 혈압을 측정하기 위해 팔뚝에 커프를 감고 본인이 직접 혈압을 측정해야 했기 때문에 기계도 크고 사용도 불편했지만, 스마트링은 손가락의 맥박 파형을 이용해 혈압과 맥박수를 측정할 수 있어 시간에 관계없이 간편하게 측정할 수 있고 체계적인 자가 건강관리가 가능하다고 합니다.

병원 B는 이 스마트링을 이용하여 집에 있는 환자들의 혈압과 맥박 등 생체징후를 모니터링하고 위급상황이 발생하는지 확인하며, 발생 시 신속하게 대처하기 위해 사용하려고 합니다. 그리고 이렇게 모니터링을 하면서 환자에게 그 비용을 청구할 예정입니다.

그렇다면 병원 B의 계획은 문제가 없을까요?

대면진료의 한계와 의료 접근성 문제

우리에게 가장 익숙한 진료 방식은 의사와 환자가 직접 만나 환자가 자신의 불편한 점을 이야기하면, 의사가 이를 직접 듣고 불편한 부위를 관찰하거나 촉진하면서 필요한 검사를 선택하고 약물을 처방하는 '대면진료'입니다. 사람들 역시 이를 가장 이상적인 방식으로 생각합니다. 실제로 전 세계 의료 시스템 대부분도 대면진료를 중심으로 체계화되어 있습니다. 그러나 조금 깊이 들여다보면, 대면진료는 대도시에 사는 환자들에게만 유리할 수도 있습니다. 환자가 의사를 만나려면 병원에 직접 가야 하고, 병원에는 특정 질환을 전문적으로 진료할 수 있는 의사가 충분히 있어야 하기 때문입니다.

예를 들어, 서울과 같은 대도시에는 1,000병상 이상의 대학병원이 여러 곳 있고, 각 구마다 대학병원이 자리하고 있어 특정 질환 전문의를 만나기 어렵지 않습니다. 마음에 들지 않는 병원이 있으면 다른 병원을 선택할 수 있고, 특정 전문의의 진료가 마음에 들지 않으면 다른 전문의를 찾아갈 수도 있습니다. 하지만 중소도시에서는 사정이 다릅니다. 인근 대학병원에 가려면 2~3시간이 걸리는 경우가 흔하고, 선택권도 거의 없습니다. 섬이나 도심에서 멀리 떨어진 시골의 경우는 더 열악해 전문의는커녕 의사조차 없는 경우도 많습니다. 거동이 불편하거나 교통이 불편한 달동네에 거주하는 환자 역시 대학병원까지 이동하는 데에만 중소도시까지 다녀오는 수준의 시간이 소요됩니다. 배에서 근무하는 선원이나 최전방에서 근무하는 군인처럼 아예 의사를 만날 수 없는 환경에 놓인 사람들도 있습니다. 이런 지역이나 상황에 놓인 환자들은 의료 접근성이 떨어져, 같은 질환이라도 대도시에 사는 환자보다 사망률이나 합병증 발생 가능성이 높습니다. 이러한 문제를 보완하기 위해 제시된 방법이 바로 '원격의료'입니다.

원격의료의 개념과 국내 현황

원격의료란 의료인과 환자가 정보통신기술을 이용해 직접 대면하지 않고 의료서비스를 제공하는 것을 말합니다. 2013년 보건복지부는 원격의료를 세 가지 유형으로 구분했습니다.

1) 원격지 의사가 다른 의사의 의료 과정에 지식이나 기술을 자문하는 의사 간 원격 자문

2) 대면진료 대신 원격으로 환자의 상태를 진단하고 처방전을 발행하는 원격진료

3) 의료인이 환자의 질병 상태를 지속적으로 감시하며 상담과 관리를 제공하는 원격 모니터링

현재 우리나라에서는 1번 원격자문만 법적으로 허용되고 있으며, 원격진료와 원격 모니터링은 허용되지 않습니다. 다만 코로나19 팬데믹 동안 한시적으로 비대면진료(원격진료)가 허용되었으나, 이후 2023년 12월 15일부터는 재진 환자 및 격오지 주민들을 대상으로만 제한적으로 비대면진료 시범사업이 시행되었습니다. 그러나 2024년 2월 전공의 집단 사직으로 의료 공백 사태가 발생하면서, 다시 누구나 진료 이력과 관계없이 비대면진료를 받을 수 있도록 허용되었습니다. 그럼에도 불구하고 원격 모니터링은 여전히 허용되지 않고 있습니다.

원격의료의 장점

원격의료의 일부가 허용되고 있음에도 불구하고, 원격의료 전면

도입을 두고 찬반 논쟁은 여전히 치열합니다.

찬성하는 측은 첫째, 도서·벽지 주민이나 거동이 불편한 노인·장애인, 교정시설 수용자, 군인 등 의료기관 접근이 어려운 사람들의 의료 접근성을 크게 개선할 수 있다고 주장합니다. 특히 고혈압, 당뇨, 심장병 등 만성질환자는 비슷한 약을 반복적으로 처방받는 경우가 많아, 굳이 병원에 가지 않고도 혈압·혈당을 측정하고 원격으로 처방을 받을 수 있다면 매우 유용하다는 것입니다. 또한 정신질환자나 HIV 감염인처럼 병원 방문 자체에 부담을 느끼는 경우에도 신분 노출 없이 상담과 치료를 받을 수 있다는 장점이 있습니다. 둘째, 환자는 병원을 방문하는 데 드는 시간과 비용을 절감할 수 있습니다. 셋째, 원격의료를 위한 IT 인프라 투자가 활성화되어 국가 성장동력이 되고, 정보통신기술을 해외에 수출함으로써 새로운 시장을 창출할 수 있습니다. 마지막으로 원격 모니터링을 통해 환자의 데이터를 장기간 축적·분석한다면 당뇨, 수면무호흡증, 부정맥 같은 만성질환의 조기 진단과 치료에 큰 도움이 될 수 있습니다.

원격의료의 한계와 우려

반대 측은 첫째, 환자가 직접 측정한 혈압·혈당 데이터의 정확성을 신뢰하기 어렵다고 주장합니다. 오작동이나 사용 미숙으로 잘못된 수치가 나오면 약물 용량을 조절할 때 위험이 따릅니다. 둘째, 원격진료는 시진(의사가 눈으로 환자의 외형적인 상태를 직접 관찰하는 것)과 문진(의사가 환자의 현재 증상 등 관련 정보를 묻는 행위)에만 의존해 오진 가능성이 높습니다. 셋째, 원격진료 과정에서 환자 개인정보가 분실·복제·변조·유출될 위험이 있습니다. 넷째, 농어촌·도서 지역은 네트워크 구축 비용이 크고 효율성이 낮아 원격의료 취지를 살리지 못할 수 있습니다. 다섯째, 우리나라는 의약분업 제도로 약은 약국에서만 구매 가능한데, 약국의 배달·택배가 불법이므로 결국 환자는 약을 받으러 약국에 직접 가야 합니다. 여섯째, 수도권 대형병원 쏠림으로 지역 의료체계가 붕괴할 수 있습니다. 일곱째, 원격 모니터링 데이터는 일부 정확성이 떨어지고 안정적으로 자료를 얻기 어렵다는 문제가 있습니다.

그렇다면 원격진료가 환자 케어에 실제 도움이 될까요? 2024년 영국 보건당국은 요양시설 거주 시니어의 휴대폰 앱 데이터를 활용한 원격 모니터링 시스템을 도입했습니다. 앱은 자체적으로 수집한 정보와 환자 또는 요양시설 직원이 입력한 데이터를 분석해 의료진에 알람을 보냈고, 그 결과 응급진료 횟수 11%, 응급실 입원 25%, 입원기간 11%가 줄었으며 의료비용도 현저히 감소했습니다.* 하지만 원격의료가 언제나 문제없는 것은 아닙니다. 2025년 우리나라에서 원격진료를 통한 비만치료제 처방이 사회 문제로 떠오르자 정부가

* Garner A, et al. The impact of digital technology in care home on unplanned secondary care usage and associated cost. Age Aging 2024;53:afae004.

이를 금지한 사례도 있습니다. 이 사건은 원격의료가 긍정적인 가능성과 함께 위험요소도 동시에 지니고 있음을 보여줍니다.

24

전시 상황에서 과학자의 애국심은 어디까지여야 할까요?

A는 생명공학자로서 수많은 실패를 거듭한 끝에 유전자 합성에 성공하였고, 유전질환을 치료하는데 도움을 주어 사람들로부터 존경을 받았습니다. 그러던 어느 날 A의 조국과 인근 나라 사이에 전쟁이 발생하였습니다. 전쟁이 6개월 이상 지속되면서 많은 사상자가 발생하였고, 상황은 점차 악화되었습니다. 이에 A의 조국은 전쟁을 반드시 이겨야 한다면서 A에게 생물학적 무기 개발을 요청하였고, 만약 참여하지 않으면 반역자로 처벌받을 것이라는 경고도 들려왔습니다.

A는 이 일을 맡아야 할까요?

과학기술은 자연과학이나 기술을 적용하여 자연의 사물을 인간 생활에 유용하도록 가공하는 수단을 말합니다. 과학기술의 특징이라 하면, 문화적 특수성에 크게 의존하는 인문학과 달리 세계적인 보편성을 가지며 국경이 없다고 해도 과언이 아닙니다. 그래서 과학자들은 과학기술 발전을 위해 국적과 상관없이 의견을 교환하고 협력하며 공동으로 실험을 하는 경우가 많습니다. 또한 미국이나 중국, 혹은 러시아에서 만들어진 과학적 이론이라고 하더라도 그 보편성은 훼손되지 않으며, 한국의 과학자들도 미국이나 서유럽은 물론 러시아 혹은 중국 과학자들과 협력하여 연구하는 것을 흔히 볼 수 있습니다. 그리고 좋은 연구환경만 제공된다면 유럽에서 미국으로, 미국에서 중국으로, 미국에서 한국으로 옮기는 과학자들을 자주 볼 수 있습니다.

하지만 인문학과 다른 차이점은 과학기술이 인간을 파괴하는 군사적 목적에도 사용될 수 있다는 점입니다.

과학자와 국가의 요청: 역사적 사례들

특히 국가 간 긴장이 높아지거나 전쟁이 발발하면 과학자는 조국으로부터 살상무기 제조 요청을 받는 매우 어려운 문제에 직면하게 됩니다. 이와 관련해 유명한 말이 바로 “과학에는 국경이 없지만 과학자에게는 조국이 있다”는 말입니다. 이 말은 2000년대 초 황우석

신드롬 당시 유명해졌지만, 그 유래는 19세기 프랑스의 화학자이자 세균학자인 루이 파스퇴르가 남긴 말입니다. 이 문장에 담긴 함의는 과학자도 한 나라의 국민이기에 국가에서 하는 일에 동참하고 협력해야 한다는 뜻입니다. 그러나 과학기술의 주요 목적이 인간의 삶에 긍정적으로 기여하는 것임을 고려하면, 살상무기를 만드는 데 과학자의 지식이 사용된다는 것은 이율배반적입니다.

이런 딜레마를 보여주는 흥미로운 일화가 있습니다.

프리츠 하버(Fritz Haber, 1868–1934)는 독일에서 태어난 화학자로, 수많은 실패 끝에 고온·고압에서 질소 비료의 주원료인 암모니아를 합성하는 방법을 개발하여 1918년 노벨화학상을 받았습니다. 현재 전 세계 농경지에 뿌려지는 질소비료의 약 40%가 그의 방법으로 생산되며, 전 인류가 섭취하는 단백질의 약 1/3이 질소비료에서 비롯된다고 합니다. 만약 질소비료가 없었다면 인류의 약 절반이 굶주렸을 것이라는 평가도 있어 그의 발명은 위대합니다.

그러나 하버의 노벨상 수상 소식은 많은 논란을 불러일으켰습니다. 그는 유대인이었지만 조국 독일을 사랑하는 애국자로서 제1차 세계대전 당시 독일 정부와 협력해 암모니아로부터 질산칼륨을 제조하여 화약 원료를 생산했고, 전쟁용 독가스 개발 비밀부서의 책임자가 되어 세계 최초로 염소가스를 개발했기 때문입니다. 이 독가스는

1915년 4월 벨기에 전투에서 사용되어 연합군 병사 수천 명이 폐 손상으로 사망하고 만 명 이상이 가스 중독을 겪었습니다. 보고에 따르면 제1차 세계대전 중 화학무기로 사망한 병사는 약 10만 명, 가스중독으로 인한 후유증을 겪은 병사는 약 100만 명에 이르렀습니다. 결국 하버는 전쟁이 끝난 뒤 전범으로 거론되기도 했습니다.

핵물리학자 J. 로버트 오펜하이머의 경우도 비슷하면서도 다릅니다. 그는 제2차 세계대전 당시 미국의 맨해튼 프로젝트 총책임자로서 최초의 원자폭탄 개발을 이끌었고, 이 무기는 태평양 전쟁 종식에 기여했습니다. 하지만 원자폭탄으로 인해 전쟁과 관련없는 무고한 수십만 명의 시민들이 죽거나 다쳤습니다. 미국이 전쟁에서 승리했기에 오펜하이머가 전범으로 처벌되지는 않았지만, 그는 원자폭탄 개발에 대한 속죄의식으로 수소폭탄 개발에 반대한 바 있으며, 그 결과 스파이 혐의를 받는 등 정책적 일선에서 물러나게 되었습니다.

현대의 논쟁: 연구자 집단 거부와 윤리 선언

과학자가 무기 개발에 참여할지의 문제는 우리나라에서도 불거진 바 있습니다. 2018년 세계 인공지능 및 로봇 연구 분야 학자 50여 명이 A 대학과 B 방산업체의 공동 인공지능 연구에 항의하며 A 대학과의 관계를 끊겠다고 선언했습니다. 이들은 보이콧 공개편지를 통해 "살상용 무기나 공격용 무기 개발 등 인간 윤리에 위배되는 연구나,

통제력이 결여된 자율무기를 포함한 인간 존엄성에 어긋나는 연구활동을 수행하지 않겠다"고 선언했습니다.

그러나 A 대학과 B 방산업체는 즉각 반박했습니다. 양 기관의 협력이 인명 살상용 무기 연구개발을 위한 것이 아니라 방위산업 관련 물류시스템, 무인 항법, 지능형 항공훈련 시스템 등에 대한 알고리즘 개발을 위한 것이라고 해명하며 "대학에서 무기를 연구하는 것이 말이 되느냐"며 단순 해프닝으로 일축했습니다. 그럼에도 해외 연구자들은 해당 인공지능 기술을 군용 로봇과 드론에 적용하면 언제든지 공격 살상무기로 전용될 개연성이 있다고 보고 연구협력 중단 방침을 철회하지 않았습니다.

이와 같은 상황에서 고민할 점이 있습니다. 대학에서 살상무기 관련 연구를 해서는 안 될까요? 과학자들은 전시와 같은 중대한 상황에서 국가로부터 살상무기 개발 요청을 받으면 어떻게 해야 할까요? 살상무기 개발을 거부하면 적국과의 무기 경쟁에서 뒤처질 수 있고 연구비 등 개인적 이익을 포기해야 합니다. 극단적으로는 국가 명을 거역한 죄로 반역자로 몰릴 수 있으며, 반역자로 낙인찍히면 본인은 가혹한 처벌을 받고 가족은 향후 공직 진출이 불가능해질 수 있습니다. 반대로 살상무기를 개발해 전시에 승리하면 전리품으로 외화를 획득할 수 있는 등 경제적 이득을 얻을 수도 있습니다. 그러나 살상무기 개발은 과학기술의 목적, 즉 인간을 이롭게 하려는 윤리적 소명 의식과 상충합니다. 만약 조국이 전쟁에서 패한다면, 그는 전범으로 처벌을 받게 될 수도 있습니다.

25

명령에 따랐을 뿐인데, 범죄자가 될 수 있을까요?

의사 A는 전쟁이 발발하자 군의관으로 A부대에 배속되었습니다. A부대는 후방의 포로수용소 근처에서 전쟁포로들을 대상으로 세균전에 대비한 인체실험을 수행하는 임무를 맡고 있었습니다. 그는 전쟁포로에게 반인권적 실험을 하는 것에는 동의하지 않았지만, 전쟁에서 승리하기 위해서는 세균전도 준비해야 한다는 점을 이해했고 군의관으로서 상부 명령에 복종해야 한다는 사실도 잘 알고 있었습니다.

의사 A는 명령에 따라 전쟁포로들을 대상으로 인체실험

을 주도했습니다. 그러나 조국이 전쟁에서 패배하면서 A는 전범으로 기소되었습니다.

그렇다면 상부의 명령에 따라 세균전 관련 인체실험을 진행한 A는 처벌을 받아야 할까요?

아이히만 재판과 '악의 평범성'

최근 한 TV 프로그램에서 세계에서 가장 유명한 판결 중 하나로 '아돌프 아이히만 판결'을 소개했습니다. 아이히만은 제2차 세계대전 당시 유럽에 거주하던 수백만 명의 유대인을 폴란드 수용소로 열차를 통해 이송하는 최고 책임자였습니다. 그는 1941년 나치 지도부가 유대인 절멸을 결정하자 그 집행을 맡아 실행에 옮겼습니다. 전쟁 후 미군에 체포되었으나 포로수용소를 탈출해 아르헨티나로 도피했지만, 결국 이스라엘 정보기관 모사드에 의해 납치되어 전범 재판에 회부되었습니다. 재판 결과 그는 15개 혐의 모두에서 유죄 판결을 받고 교수형에 처해졌습니다.

이 재판이 특별히 주목받은 이유는 아이히만의 태도 때문이었습니다. 그는 나치의 유대인 학살이 인류 역사상 가장 끔찍한 범죄임을 인정하고 인간적으로 죄책감을 느낀다고 하면서도, 자신은 단지 명령을 수행한 관리일 뿐이라고 주장했습니다. 합법적으로 선출된 정권인 나치에서 월급을 받으며 맡은 일을 성실히 수행했을 뿐이며, 오히려 그 일을 게을리했다면 양심의 가책을 느꼈을 것이라고 말했습니다. 정신과 의사들은 아이히만의 정신 상태가 지극히 정상이며, 준법 정신이 투철한 국민이었다고 분석했습니다.

이 재판을 참관한 철학자 한나 아렌트는 『예루살렘의 아이히만』이라는 책을 통해 '악의 평범성'이라는 개념을 제시했습니다. 아이히만은 본질적으로 악마적 인물이 아니라 평범한 관료였고, 상부에서 내려온 명령이 옳은지 고민하지 않은 채 관습과 타성에 따라 열심히 집행한 명령 수행자, 즉 거대한 기계의 톱니바퀴에 불과했다는 것입니다. 그는 스스로 사유하는 능력을 잃었고, 단순히 명령과 법에 충실했다는 이유로 반인간적 범죄를 저질렀습니다. 아렌트는 타인의 고통을 헤아릴 줄 모르는 '생각의 무능'이 곧 '말하기의 무능'과 '행동의 무능'으로 이어진다고 강조했습니다.

의사들의 딜레마와 731부대 사례

의사들 역시 유사한 상황에 처할 수 있습니다. 앞서 언급한 사례는 일본 731부대에서 근무한 한 군의관의 이야기입니다. 그는 군의학교를 졸업한 뒤 731부대에 배치되어 상부 지시에 따라 전쟁포로들에게 각종 실험을 수행했습니다. 그러나 일본이 패전한 뒤 소련에 이송되어 인체실험 사실을 인정했고, 전범으로 기소되어 20년 형을 선고받았습니다. 약 7년 복역 후 특별사면으로 귀국했지만, 끝내 스스로 목숨을 끊었습니다.

그렇다면 의사 A와 아이히만은 다를까요? 많은 사람들은 어떤 과제가 주어졌을 때 '그 일이 정당한가'보다는 '어떻게 수행할 것인가'에만 집중하는 경향이 있습니다. 이런 태도는 학생 시절에 잘 나타납니다. 학교와 학원은 왜 공부해야 하는지를 고민하기보다 어떻게 성적을 올릴지만 가르칩니다. 그러한 환경 속에서 학생들은 부정행위를 정당화하거나 친구를 경쟁 상대로만 인식하게 됩니다. 형성된 가치관은 또래와의 상호작용, 경쟁, 집단적 학습 과정을 통해 강화되고 왜곡되며, 때로는 파괴적인 힘을 갖게 됩니다.

불법 명령에 복종할 때의 책임

여기서 생각해 볼 문제가 있습니다. 왜 상급자가 불법적·부당한 지시를 내려도 중간자나 하급자는 이를 따를까요? 이는 사회화와 교육을 통해 상급자의 권위에 복종하고 명령에 따르도록 학습해온 결과일 수 있습니다. 또한 명령에 불응하면 낮은 평가, 승진 탈락, 해고 등 불이익과 보복을 경험하게 된다는 사실도 잘 알고 있기 때문입니다. 하지만 부당한 명령을 따르다 보면 결국 양심의 가책이나 책임 문제가 따릅니다. 많은 하급자들은 "나는 단지 상부의 명령을 수행했을 뿐이며, 책임은 상급자에게 있다"고 생각하며 자신의 책임을 회피하려 합니다.

그러나 최근 법원의 판결은 부당하거나 위법한 명령을 내린 상급자뿐 아니라 이를 따른 하급자도 책임을 져야 한다는 점을 분명히 하고 있습니다. 더 나아가 상급자가 자신은 그런 지시를 내린 적이 없다고 발뺌하면서 실제 행위를 한 중간자나 하급자만 처벌을 받는 경우도 흔히 발생하고 있습니다.

2024년 12월 대통령은 늦은 밤에 갑자기 '비상계엄'을 선포하였고 모든 군대에 비상명령을 내리면서 국회를 해산하고 국회의원들을 체포하라는 명령을 내렸습니다. 그리고 이러한 명령을 따르지 않으면 명령불복종으로 엄벌에 처하겠다는 경고도 있었습니다. 군장성들은 혼란에 빠졌습니다. 많은 군장성들이나 고위장교들이 이와 같은 명령을 거부하였고 일부 군장성들은 명령을 따르기는 했지만 여러 비협조와 불협화음으로 인하여 결국 국회를 해산하지 못하였고 비상계엄은 해제되었습니다. 그리고 명령에 따른 군장성들은 내란죄로 기소되었습니다. 하지만 비상계엄에 성공하였다면 명령에 따르지 않은 군장성들은 명령불복종으로 처벌받았을 것입니다.

과연 최고 군통수권자안 대통령의 명령에 따른 군장성과 고위장

교들의 행위에 문제가 있을까요? 불법적인 명령이라고 판단되면 군인이 대통령의 명령에 불복종해도 될까요?

26

돼지 장기를 사람에게 이식하는 것은 정당할까요?

환자 A는 치명적인 심장기능 저하로 6개월 동안 중환자실에 입원해 있었지만 뇌사자 심장기증자가 없었습니다. 주치의 B는 심장이식 대신 인공심장을 삽입하는 방법도 고려했으나 환자에게 매우 위험하다고 판단했습니다. 이에 B는 환자 A의 동의를 얻어 유전자 조작을 통해 면역 거부반응을 일으키는 유전자를 비활성화한 돼지의 심장을 이식하기로 했습니다. 그리고 다음 날 돼지 심장을 환자 A에게 이식했습니다. 환자 A는 한 달 정도 더 살다가 사망했습니다.

이렇게 돼지의 심장을 사람에게 이식하는 것은 문제가 없을까요?

이종장기이식의 가능성과 장점

사람에게 사람의 장기를 이식하는 것을 동종장기이식이라고 하고, 동물의 장기를 사람에게 이식하는 것을 이종장기이식(異種臟器移植, Xenotransplantation)이라고 합니다. 현재까지 이종장기이식은 종이 다른 동물 간에 발생하는 면역거부반응을 극복하지 못해 지지부진했습니다. 그러나 최근에 면역거부반응을 효과적으로 억제하는 면역억제제가 개발되고 유전자 조작기술이 발전하면서 다시 주목을 받고 있습니다. 실제로 유전자 조작을 통해 면역거부반응을 줄인 돼지의 장기를 환자에게 이식한 사례가 보고되며 큰 관심을 끌었습니다.

이러한 이종장기이식에 돼지가 많이 사용되는 이유는 장기의 크기가 사람과 비슷하고 생리적으로 유사한 점이 많기 때문입니다. 또한 번식이 빠르고 생육기간이 짧아 대량 공급이 가능하며, 무균처리된 사육시설에서 키운다면 이종 감염 위험도 낮아 장기이식 대상으로 적합하다는 장점이 있습니다.

우리나라에서 장기이식을 기다리다 숨지는 환자는 매년 늘고 있지만 뇌사 장기기증자 수는 2016년 이후 정체되어 있습니다. 이종장기이식이 성공한다면 장기기증을 기다리다가 사망하는 환자 수를 획기적으로 줄일 수 있을 것으로 기대됩니다.

이종장기이식에 대한 우려와 반대

하지만 많은 이들이 이종장기이식에 반대합니다. 그 이유는 다음과 같습니다.

첫째, 유전자 조작이 장기적으로 인간에게 어떤 영향을 미칠지 알 수 없습니다. 변형된 유전자가 악성종양을 유발하거나 동물의 감염병이 사람에게 전이될 위험이 있습니다. 이 때문에 환자와 주변인을 장기적으로 광범위하게 감시해야 한다면 인권문제가 발생할 수 있습니다.

둘째, 이식에 필요한 동물은 무균실에서 사육해야 하고, 병원도 새로운 수술 장비와 시설을 갖추어야 합니다. 이는 막대한 비용을 요구하며, 결국 환자와 보호자에게 전가될 수 있습니다. 따라서 이종장기이식 혜택은 부유층에 집중되고 건강 불평등이 심화될 수 있습니다.

셋째, 이종장기이식이 보편화되면 사람 간의 장기기증은 감소할 가능성이 있습니다. 특히 생체 장기이식은 급격히 줄어들 수 있으며, 생체장기 공여자의 수술 위험성으로 인한 윤리적 문제가 대두될 수 있습니다.

넷째, 아무리 많은 실험을 하더라도 예측하지 못한 위험성이 있습니다. 뇌사자나 생체 기증 이식이 가능한 상황에서도 의료진 권유로 이종장기이식을 택했다가 문제가 발생하면 책임소재가 불분명해질 수 있습니다.

다섯째, 동물 장기는 인간보다 수명이 짧습니다. 예를 들어 돼지의 평균 수명은 15~20년으로, 이식된 장기가 사람의 수명을 충분히 보장할 수 있을지 의문입니다.

여섯째, 동물도 생명체로서 존중받아야 한다는 윤리적 문제가 있습니다. 장기이식을 위한 동물은 배아 단계부터 죽기 전까지 좁고 밀폐된 무균실에서 사육되며, 장기이식을 하기 전까지 고통스러운 침습적 행위에 노출됩니다. 이는 인간의 필요 때문에 동물을 희생시키는 것이 정당한가 하는 근본적인 질문을 제기합니다.

일곱째, 이종이식을 받은 환자를 인간으로 본다면, 장기이식을 위해 태어난 동물들도 일정한 '인간성'을 가진 것으로 인정해야 하는가라는 논란이 제기될 수 있습니다. 예를 들어, 장기이식을 위해 태어나고 길러진 동물을 일부러 죽이거나 다치게 한다면, 이러한 행위를 한 사람은 동물학대죄로 처벌해야 할까요, 아니면 상해죄나 살인죄로 처벌해야 할까요?

앞으로의 논의 과제

장기이식을 기다리는 환자는 지속적으로 늘어나지만 뇌사자 기증은 정체되어 있습니다. 생체이식은 기증자의 건강을 위협할 수 있고, 불법적인 장기 매매의 위험도 있습니다. 이런 상황에서 이종장기이식은 매력적인 대안처럼 보입니다. 그러나 과학적·의학적 난제뿐 아니라 윤리적 문제까지 얽혀 있어 향후 충분한 논의와 사회적 합의가 필요합니다.

27

천연물의약품은 양약일까요, 한약일까요?

제약회사 A는 기존에 한약에 사용되는 약초의 약효 성분을 추출·정제하여 신약 B를 만들었습니다. 이 신약 B로 환자들에게 임상시험을 시행한 결과 효과가 증명되었습니다.

국민건강보험은 신약 B를 건강보험급여 항목에 등재하면서, 의사만 처방할 수 있는 전문의약품으로 분류하였습니다.

한의사들은 신약 B가 한약에서 유래된 것이므로 자신들도 처방할 수 있어야 한다고 국민건강보험에 요구하고 있습니다.

그렇다면 국민건강보험은 한의사도 신약 B를 처방할 수 있도록 해야 할까요?

천연물과 천연물의약품

천연물이란 자연계에서 발견되는 살아 있는 유기체나 광물을 말하는데, 이러한 천연물을 절단, 분쇄, 추출 등의 간단한 가공을 통해 본질이 변하지 않은 상태이거나 약효 성분만을 추출하여 사용한 것을 생약이라고 합니다. 이에 비해 천연물의약품이란 이러한 천연물을 추출, 분획, 정제, 농축과 같이 복잡한 가공을 통해 얻은 결과물을 말합니다.

천연물의약품 개발의 원조는 '아스피린'이라고 할 수 있습니다. 오래전부터 버드나무 껍질은 감기나 관절염에 사용되었습니다. 기원전 1500여 년 전 고대 이집트인들이 버드나무를 진통제와 염증 치료에 사용했다는 기록이 있으며, 기원전 500여 년 전 히포크라테스는 환자들의 통증을 덜어주기 위해 버드나무 껍질을 끓여 마시게 했습니다. 중세시대에는 버드나무 껍질을 칼로 벗기고, 벗겨낸 껍질을 면포나 종이에 물과 함께 넣어 찐 뒤 여러 번 걸러내어 얻은 즙을 약으로 사용했다고 합니다.

이처럼 버드나무 껍질이 해열과 진통에 효과가 있다는 사실은 오래전부터 알려져 있었지만, 어떤 성분 때문에 이런 효과가 발생하는지는 알지 못했습니다. 그러나 19세기 나폴레옹 전쟁이 발발하면서 진통제 수요가 늘자 유럽의 화학자들이 버드나무 추출물을 화학적으로 정제해 유효물질을 밝혀냈는데, 이것이 바로 살리신(salicin)입니다. 살리신이라는 이름은 라틴어로 버드나무를 뜻하는 살릭스(Salix)에서 유래했습니다.

문제는 살리신은 약효가 약한 반면 오심, 구토, 발진, 위궤양, 설사, 속쓰림 등 부작용이 심했다는 것입니다. 이에 살리신을 여러 화학반응을 거쳐 살리실산(salicylic acid)으로 구조를 변형하여 사용했습니다. 살리실산은 살리신보다 부작용은 다소 완화되었으나 맛이 쓰고, 복용 시 구역질과 소화불량, 위출혈이라는 심각한 부작용을 유발했습니다.

독일 제약회사 바이엘은 살리실산에 아세틸기를 붙인 물질(아세틸살리실산)을 합성해 상업적으로 판매했는데, 이 약이 바로 아스피린입니다. 원래는 상품명이었지만 워낙 유명해지면서 지금은 고유명사가 되었고, 실제로 아스피린은 20세기에 가장 많이 팔린 약물이 되었습니다.

현대 의학 속 천연물의약품

최근에는 화학물질 기반의 신약 개발이 점점 어려워지면서, 많은 제약회사들이 대안으로 경험적 근거나 전통적 기록을 바탕으로 한 천연물의약품에 주목하고 있습니다. 천연물은 사용 역사가 오래되었고, 우리나라·중국·일본에서는 체계적인 기록이 한의학이라는 이름으로 정립되어 있기 때문입니다. 실제로 천연물의약품은 합성신약보다 개발에 드는 시간과 비용이 훨씬 적고, 실패 확률도 낮습니다. 또한 비교적 안전해 장기복용이 가능하다는 장점도 있습니다. 참고로, 천연물을 이용한 약품은 예전에는 '천연물 신약'이라 불렸으나, 생약이나 한약을 이용해 만들었기 때문에 '신약'이라는 단어와 어울리지 않는다는 지적이 있어 지금은 천연물의약품으로 불립니다.

우리나라 임상에서 사용되는 대표적 천연물의약품으로는 K케미칼의 조인스, 동아ST의 스티렌과 모티리톤, 녹십자의 신바로, 안국약품의 시네츄라 등이 있습니다. 예컨대 위염에 쓰이는 '스티렌'은 애엽(쑥)을 통째로 추출한 것이고, 소화불량에 쓰이는 '모티리톤'은 나팔꽃씨와 현호색의 덩이줄기에서 추출한 성분을 약제화한 것입니다. 관절염 치료제 '신바로'는 자오가(가시오가피), 우슬(쇠무릎 뿌리), 방풍나물, 두충나무 껍질, 구척, 흑두(검은콩) 등 여러 천연물을 혼합한 것으로, 한약을 기반으로 만든 약물입니다. 퇴행성 관절염 치료제인 '아피톡신'은 이탈리아산 꿀벌의 독을 추출해 동결건조한 것으로, 실제로 한의원·

한방병원에서 생벌의 봉독을 이용한 치료와 유사합니다.

이처럼 천연물의약품은 일반 의약품과 다른 특징이 있습니다. 첫째, 단일 화학성분으로 구성된 일반 의약품과 달리, 천연물의약품은 다양한 유효성분과 미지의 화합물이 포함되어 있어 효과의 정확한 기전을 밝히기 어렵습니다. 둘째, 천연물의약품은 천연물을 사용해 제조되므로 순도, 안전성, 동등성 등 품질 관리가 어렵습니다. 실제로 일부 천연물의약품에서는 벤조피렌, 포름알데히드 같은 1급 발암물질이 검출되었다는 보도가 있었습니다. 이 물질들은 생물질에서 유효성분을 추출하는 과정에서 발생한 부산물로서 약물에 함유된 양은 극히 적지만 그럼에도 불구하고 약물의 안전성 논란을 일으켰습니다.

처방 권한을 둘러싼 논란

이와 함께, 한의사도 천연물의약품을 처방할 수 있는가 하는 문제가 지속적으로 논란이 되고 있습니다. 실제로 많은 천연물의약품들이 한약재나 한약 처방의 효능에서 힌트를 얻어 개발되었기 때문입니다. 한의사들은 "천연물의약품의 상당수가 한약재나 한약 처방을 기반으로 만들어졌으므로, 한의사도 처방할 수 있어야 한다"고 주장합니다.

이러한 논란은 결국 법정까지 이어졌습니다. 법원은 "한의학적 입장에서 품목허가를 받은 의약품과, 현대의학적 입장에서 품목허가를 받은 천연물의약품은 사용 주체가 다르다. 천연물의약품은 현대의학 방식으로 안전성과 유효성 기준을 거쳐 허가되었기 때문에, 한의사는 이를 처방하거나 조제할 수 없다"고 판단하였습니다

3장

과학의 발전과 윤리적 책임

3장에서 다룬 핵심은 과학기술의 발전과 과학자의 의무입니다. 과학은 세상과 우주에 대한 지식을 축적하고 이해하는 것이며, 이를 통해 미래를 예측하여 궁극적으로 세상을 통제하는 데 기여하는 것을 포함합니다. 과학적 방법론을 통해 얻어진 지식은 경험적이고, 논리적이며, 객관적인 증거에 기반하여 구축됩니다. 이와 달리 과학기술은 인간의 삶의 질을 향상하고 풍요롭게 하는 것이며, 이를 위해 세계에 대한 지식을 확장하고, 인간 생활에 유용한 새로운 기술을 개발하여 삶의 불편함을 해소하는 것입니다.

최근 과학기술 분야는 놀라울 정도의 빠른 속도로 발전하고 있습니다. 이 중에서도 최근에 가장 각광을 받는 분야는 바로 인공지능(AI) 분야입니다. 몇 년 전만 하더라도 인공지능기술은 거의 무시해도 문제가 없었습니다. 하지만 지금은 사정이 많이 다릅니다. 예를 들어 의료에 관하여 잘 알지 못하거나 애매한 것을 물어보면 의료전문가의 답변과 크게 다르지 않을 정도가 되었습니다. 이렇게 인공지능이 발달하면서 앞으로 해당 전문가들을 대체할 것이라는 의견들도 심심치 않게 보이고 있습니다.

빠른 과학기술의 발전은 의료전문가인 의사들은 물론 국민건강보험으로 대변되는 규제당국에도 많은 고민들을 던져주고 있습니다. 제약회사는 물론 의사도 특허를 통해 자신의 독창적인 의료 기술을 보호받고 싶어합니다. 국민건강보험과 건강보험심사평가원으로 대변되는 의사의 진료에 대한 규제는 의사들의 지적호기심은 물론 새로운 치료법이나 기술에 대한 욕구를 떨어뜨릴 수 있습니다. 그럼에도 불구하고 이러한 규제당국의 고민도 정당합니다. 과다한 특허 인정은 우리 사회와 환자들에게 긍정적인 효과보다 부정적인 영향을 미칠 수 있기 때문입니다. 최신 약물이나 의료기기들은 기존의 치료법에 대하여 그 효과나 안전성이 명확히 검증되지 않았고 매우 비쌉니다. 우리나라에서 의료를 위한 재원은 한정된 상태에서 비용효율성에 대한 고민 없이 모두 인정해 줄 수는 없기 때문입니다. 그렇다고 무조건 비용효율성이라는 잣대를 댈 수는 없습니다. 치료를 필요로 하는 환자들에게 이러한 최신치료가 효과여부에 상관없이 일종의 희망으로 다가오기 때문입니다. 국민들의 보험료로 운영되는 국민건강보험이 이들의 목소리를 외면하기는 매우 어렵습니다.

의사나 과학자는 인류 보편적인 과학기술과 의학지식을 가지고 고통받는 환자들을 치료하기 위해 노력합니다. 여기에는 국적이나 나이는 고려되지 않습니다. 하지만 현실은 그렇지 않습니다. 전 세계 나라들은 서로 다투고 때로는 전쟁도 불사합니다. 전쟁에서는 윤리의식보다는 이기는 것이 더 중요합니다. 이를 위해서 각국들은 의사나 과학기술자들에게 살상무기를 개발하도록 강제합니다. 이와 같은 상황에서 의사나 과학자들은 애국심과 인류애 중에서 어떤 것이 더 중요한지 갈등하게 됩니다. 이러한 문제가 의사나 과학자에 한정되지 않습니다. 조국은 법률을 근거로 국민들에게 특정행위를 하도록 강제하기 때문입니다. 때로는 이러한 조치들이 보편적인 인권과 정의에 반하는 경우가 있습니다. 그렇다면 이럴 경우에도 국민으로서 국가의 명령을 따라야 할지 세계인으로서 보편적인 인권을 따라야 할지는 정말로 어려운 문제입니다.

과학기술의 발전이 우리에게 던지는 질문, 국민건강보험 체계 속에서의 혁신과 규제의 균형, 그리고 국가와 개인 사이의 갈등에 대해 함께 고민해볼 수 있었기를 바랍니다.

4장

사회적 편견과 의료 정의

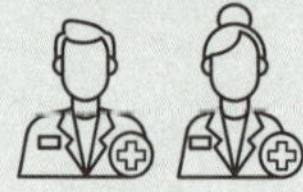

모든 사람은 같은 의료를 받을 수 있을까요?

정신질환자, 장애인, 성소수자, 이주민은
종종 편견과 차별로 인해 적절한 치료 기회를 놓칩니다.
소득이나 사회적 지위에 따라 받을 수 있는
의료 서비스가 달라지는 현실 역시 외면하기 어렵습니다.
생명 앞에서조차 평등은 지켜지지 않는 경우가 많습니다.

4장에서는
의료 정의의 문제를 깊이 살펴봅니다.
의료 접근권에서 차별받는 집단,
사회적 편견이 환자 치료에 미치는 영향,
그리고 모든 환자에게 공정하게 다가가기 위한
제도적 노력과 한계를 함께 생각해 봅니다.

28

서울대 출신 남성 의사에게 진료받고 싶어요

사업가 A는 여성 혐오 성향을 가진 인물로, 인터넷에서 '패민' 활동에 혐오 댓글을 달고 있었습니다. 또한 자신의 회사에서 근로자를 고용할 때 여성은 아무리 능력이 좋아도 배제하는 등 성차별적인 태도를 보였습니다.

어느 날 A는 복부 통증으로 응급실을 방문했습니다. 검사 결과 급성 궤양천공으로 진단되었고, 긴급하게 수술을 받지 않으면 생명이 위태로울 수 있었습니다. 그러나 A는 응급실에서 남성 외과의사와 전공의가 수술하는 조건으로만 수술에 동의하겠다고 고집했습니다. 만약 병원이 자신의 요구를 수용하지 않으면 다른 병원으로 가든 지, 수술을 받지 않겠다고 주장했습니다.

병원은 A를 위해 남성으로만 수술팀을 꾸려야 할까요? 아니면 A의 의사에 반하여 수술을 진행하거나 다른 병원으로 이송해야 할까요?

의료계와 환자들의 차별적인 인식

제가 의과대학에 입학할 당시 여학생은 10% 남짓에 불과했지만, 지금은 30~40%에 달합니다. 실제 2018년을 기준으로 전체 의사에서 여성 의사 비중도 22.8%까지 큰 폭으로 증가하였습니다. 또한 여의사들이 선택하는 전문과목도 예전에는 가정의학과, 내과, 소아과, 산부인과 등 일부 과목에 국한되었지만, 지금은 외과·신경외과·비뇨의학과 등 전통적으로 '여성이 하기 어렵다'고 여겨진 과목까지 다양해졌습니다.

하지만 아직도 여성 의사들은 차별을 받고 있습니다. 예를 들어 2021년 대한외과학회에서 소속전문의들을 대상으로 설문조사를 시행한 결과 여성 외과전문의들은 모든 항목에서 성차별을 경험하였다고 대답하였는데 약 80%정도가 환자나 간병인으로부터 여성이라는 이유로 차별을 당하거나 예의없는 태도를 경험하였다고 대답하였습니다. 특히 여성 전문의가 남성 전문의보다 성차별을 경험할 가능성이 3.4배 높았는데 경력 20년 이상에서도 이와 같은 경향은 차이가 없었습니다.*

이와 함께 많은 환자들이 의사나 병원을 선택할 때 학벌을 따지는 경우가 여전히 있습니다. 홈페이지에서 의사의 약력을 확인해 어느 대학을 졸업했는지, 어느 병원에서 수련을 받았는지 확인한 후 의사를 선택하는 이들도 있습니다.

환자의 요구와 사회적 시선

환자가 의사의 성별·학벌·피부색을 따지는 일은 우리나라만의 문제는 아닙니다. 그러나 그 반응은 상황에 따라 달라집니다. 예를 들어, 백인우월주의자가 백인 의사만 요청한다면 많은 사람들이 불쾌하게 여길 것입니다. 그러나 임신한 십대 소녀가 여성 산부인과 의사를 원한다면 대부분 이해할 수 있습니다.

또한 기독교인이 종교적 이유로 남성 비뇨기과 의사에게 수술을

* Choi JH, et al. Experiences and Perceptions of Gender Discrimination and Equality among Korean Surgeons: Results of a Survey of the Korean Surgical Society. J Korean Med Sci. 2021;36:e323..

받고 싶다고 요청하는 경우도 수용될 수 있습니다. 반면 남성 환자가 "여성 의사는 감정에 휘둘려 수술을 제대로 못 한다"는 이유로 남성 의사를 고집한다면 이에 동의할 사람은 많지 않을 것입니다.

하여튼 사례와 같이 빠른 치료가 필요한 상황에서 병원이 환자의 차별적인 요구를 수용해야 할지, 무시해야 할지는 난제입니다. 요구를 무시하고 여성 의사를 배정하면 환자가 치료를 거부해 사망할 위험이 있습니다. 반대로 요구를 존중해 남성 의사를 배정하면 성차별적 편견을 인정하는 모양새가 되어 사회적 낙인을 강화할 수 있습니다.

성별·학벌이 치료 결과에 영향을 미칠까?

그렇다면 실제로 의사의 성별이나 졸업한 학교가 환자의 치료결과에 영향을 미칠까요? 결론적으로 말하면 그렇지 않습니다.

최근 연구결과를 보면, 오히려 여성 의사의 경우 남성 의사보다 치료 성적이 더 좋았습니다. 예를 들어 미국에서 65세 이상 입원 환자들을 대상으로, 담당 내과의사의 성별에 따라 환자의 입원 30일 이내 사망 위험도를 분석한 결과, 여성 내과의사의 경우 남성 내과의사와 비교해 절대 사망 위험도가 0.43% 낮았고 30일 이내 재입원 위험도도 0.55% 낮았습니다.*

* Tsugawa T, et al. Comparison of hospital mortality and readmission rates for Medicare patients treated by male vs female physicians. JAMA Intern Med 2017;177:206–213.

미국에서 당뇨 치료를 받은 환자들을 분석한 연구에서도 남성 의사보다 여성 의사에게 진료받은 환자들이 더 나은 결과를 보였습니다. 여성 의사 진료군의 경우 당화혈색소가 6.5% 이하로 조절된 비율이 14% 더 높았으며, LDL 콜레스테롤 수치가 100 이하로 조절된 비율도 16% 더 높았습니다. 또한 고혈압 치료 성적도 더 우수했습니다.*

캐나다의 경우, 외과 수술을 받은 환자의 예후를 비교한 결과도 흥미롭습니다. 수술 후 사망과 합병증, 재입원과 같은 주요 부작용 발생률을 30일 이내와 1년 이내로 비교한 결과, 남성 외과의사의 경우 각각 13.9%와 25.0%였던 반면, 여성 외과의사의 경우 12.5%와 20.7%로 나타나 여성 의사에게서 치료받은 환자의 성적이 더 좋았습니다.**

마찬가지로 의사의 학벌 역시 환자의 예후와 직접적인 관련이 없었습니다. 미국의 한 연구에서 응급실로 내원해 일반 내과 전문의에게 치료받은 환자를 분석했는데, 랭킹 상위 10위 이내 대학 출신 의사와 50위 이하 대학 출신 의사의 30일 이내 사망률, 재입원율, 그

* Berthold HK, et al. Physician gender is associated with the quality of type 2 diabetes care. I Intern Med 2008;264:340–350.

** Wallis CJ, et al. Surgeon sex and long-term postoperative outcomes among patients undergoing common surgeries. JAMA 2023 158;1185–1194.

리고 진료비에 유의한 차이가 없었습니다. 다만 상위 10위 이내 대학 출신 의사의 경우 진료비를 약간 더 적게 사용하는 경향이 있었습니다.*

또한 미국에서 진료를 수행하는 내과의사들을 비교했을 때, 미국 대학 출신 의사의 30일 이내 병원 사망률은 11.6%였던 반면, 해외 대학 출신 의사의 경우 11.2%로 더 낮았습니다. 그러나 재입원율에는 차이가 없었습니다.** 외과의사의 경우에도 마찬가지로, 미국 대학 출신 의사와 해외 대학 출신 의사의 30일 이내 사망률, 합병증 발생 위험도, 입원 기간 등에서 차이가 없었습니다.***

위의 연구결과들은 사람들이 가지고 있는 편견과 달리 의사의 성별이나 학벌이 환자 진료에는 크게 영향을 미치고 있지 않다는 것을 보여주고 있습니다.

다행히도 최근 의사의 성별에 대한 환자들의 생각이 바뀌는 것 같

* Tsugawa Y, et al. Association between physician US News & World Report medical school ranking and patient outcomes and costs of care: observational study. BMJ 2018;362:k3640.

** Tsugawa Y, et al. Quality of care delivered by general internists in the US hospitals who graduate from foreign versus US medical schools: observational study. BMJ 2017;356:j273.

*** Tsugawa Y, et al. Comparison of patient outcomes of surgeons who are US versus international medical graduates. Ann Surg 2021;264:e1047–1055.

습니다. 가장 대표적인 것이 산부인과입니다. 예를 들어 이전에는 임산부도 임신 초기에는 여의사 진료를 받다가 출산 시기가 되면 남성 의사로 주치의를 바꾸는 사례가 흔했습니다. 그러나 최근에는 오히려 산부인과에서 임신부터 출산까지 여의사를 선호하는 경향이 강해지면서 남성 산부인과 의사들이 일자리를 구하기 어렵다는 이야기도 나옵니다.

하지만 이러한 차별적인 인식이 완전히 사라지지는 않을 것이고 이러한 차별적인 인식을 가진 환자들을 어떻게 대해야 할지는 병원에서 큰 숙제인 것은 분명해 보입니다.

29

국민건강보험 보험료 산정 방식이 외국인과 내국인이 다르다면?

우즈베키스탄 국적의 외국인 A는 중소도시에서 합법적으로 자영업을 하고 있습니다. A는 어머니와 자녀와 함께 한국에 거주한 지 7개월이 되었고, 국민건강보험에도 가입했습니다. 하지만 A는 건강보험료 산정 방식에 불만이 많습니다. A의 자녀들은 A와 단일세대로 인정받아 별도의 보험료를 내지 않지만, 소득이 없는 어머니는 단일세대로 인정받지 못해 추가적인 보험료를 내야 하기 때문입니다. 반면 내국인의 경우 부모가 소득이 없으면 자녀와 단일세대로 인정받아 추가 보험료를 내지 않아도 됩니다.

그렇다면 외국인과 내국인을 달리하는 건강보험료 산정 방식은 문제가 없을까요?

외국인 증가와 건강보험의 필요성

제2차 세계대전 이후 더 나은 삶과 노동조건을 찾아 다른 나라로 이주하는 사람들이 늘어났습니다. 우리나라도 예외는 아닙니다. 산업 발전이 고도화되면서 많은 한국인들이 미국이나 유럽으로 이주했지만 동시에 많은 외국인들이 한국으로 들어왔습니다. 이주 목적은 다양합니다. 돈을 벌기 위한 이주 근로자뿐 아니라 재외동포, 결혼이주자, 유학생도 포함됩니다. 통계청의 2022년 외국인 주민 현황에 따르면 3개월 이상 장기 체류 외국인은 약 225만 명에 달했습니다. 이들 중 선진국 출신으로 안정적인 직업과 재산을 가진 사람도 있지만, 상당수는 개발도상국에서 건너와 소위 '3D 업종'에서 낮은 임금에도 묵묵히 일하는 저소득층 이주민입니다.

이처럼 장기 체류 외국인이 늘어나면서 이들을 어떻게 사회 안전망에 편입시키고 함께 공존할 것인가가 중요한 과제가 되고 있습니다. 가장 대표적인 제도가 바로 국민건강보험입니다. 국민건강보험은 질병과 부상으로 인한 진료비 부담을 덜어 국민 생활 안정을 도모하고, 사회적 연대와 통합을 이루는 기본적인 사회복지제도입니다. 따라서 국내에 거주하는 내국인은 물론 합법적으로 체류하는 외국인도 가입해야 하며, 부담하는 보험료도 동일하거나 유사해야 합니다.

내국인과 외국인의 보험료 산정 차이

그러나 현실은 다릅니다. 보험료 산출 방식과 부양가족 인정 범위에서 내국인과 외국인에게 차이가 있습니다.

내국인의 경우 직장가입자 및 지역가입자를 포함한 보험료 하한액은 2022년 기준 1만 9,780원으로 상대적으로 낮습니다. 또 부양가족 인정 범위가 넓어 배우자, 미혼 자녀는 물론 소득이 없는 부모나 형제·자매까지 포함됩니다. 보험료를 6회 이상 체납했을 때 국민건강보험공단이 별도의 처분을 해야만 보험급여가 제한됩니다. 체납이 있더라도 분할 납부 승인을 받고 1회 이상 납부하면 다시 보험 혜택을 받을 수 있으며, 연장된 납부 기간에 완납하거나 분할 납부를 하면 이미 부담한 진료비 중 공단 부담금도 환급받을 수 있습니다.

반면 외국인은 약간 다릅니다. 만약 근로자로서 국내 사업장에 가입되어 있다면, 보험료는 내국인과 같이 보수월액(월급 등)을 기준으로 산정됩니다. 하지만 지역가입자의 경우 실제 소득이나 재산과 상관없이 전년도 외국인 가입자 전체 평균 보험료를 기준으로 부과됩니다. 2023년 기준 월 14만 3,840원이었습니다. 또한 부양가족은 직장가입자의 경우 배우자, 미성년자는 물론 국내외 소득이 없고 합법적인 장기체류 비자를 가진 부모도 피부양자로 등록이 가능합니다. 하지만 지역가입자의 경우 배우자와 미성년 자녀로 한정되며, 소득이 없는 부모나 동거 친족은 동일 세대로 인정받지 못합니다. 따라서 부모를 부양하는 경우 보험료가 부모 1명일 때는 2배, 부모 2명일 때는 3배까지 늘어날 수 있습니다. 더구나 외국인은 보험료를 1회만 체납해도 국민건강보험공단의 별도 통지 없이 다음 달부터 보험급여를 받을 수 없습니다. 체납 기간에 본인이 전액 부담한 진료비가 있더라도, 나중에 체납 보험료를 완납하더라도 환급받을 수 없습니다.

찬성과 반대 논거

그렇다면 건강보험에서 외국인과 내국인의 보험료 산정 방식에 차이를 두는 것은 문제가 없을까요?

찬성하는 쪽은 이렇게 주장합니다. 외국인의 경우 본국에 얼마나 재산이 있는지 확인하기 어렵고, 보험료를 체납한 뒤 귀국해버리면 징수가 사실상 불가능합니다. 반면 내국인은 재산 파악이 비교적 쉽고 체납 시에도 징수 절차를 진행할 수 있기 때문에, 보험료 산정 방식을 달리하는 것이 합리적이라는 것입니다.

반대하는 쪽은 이렇게 반박합니다. 외국인은 실제 소득이나 재산과 상관없이 전년도 외국인 가입자 평균 보험료를 기준으로 산정되는데, 상당수 외국인 근로자들이 개발도상국에서 와서 3D 업종에 종사하며 낮은 임금을 받고 있다는 점을 고려하면 이 방식은 불합리하다는 것입니다. 특히 외국인 건강보험 재정수지는 2022년 5,560억 원 흑자를 기록하는 등 매년 흑자를 내고 있어 적자를 걱정할 수준이 아닌데, 단지 외국인이라는 이유만으로 높은 보험료를 내게 하는 것은 차별이라는 지적입니다. 실제로 다른 나라에서도 외국인이라는 이유로 내국인 대비 9배 이상의 보험료 차이를 두는 경우는 드뭅니다.

또한 제도를 악용하는 사례는 국적을 불문하고 발생하는데, 외국인이라고 해서 위험이 더 크다고 단정하는 것은 편견이라는 주장도 있습니다. 더 나아가 한국인들 역시 외국에 재산이나 투자를 갖고 있지만 국민건강보험은 이를 고려하지 않고, 근로자의 경우 임금에 따라 보험료를 산정합니다. 지역가입자라고 해도 외국에 있는 재산이나 투자에 대해서는 보험료를 부과하지 않습니다.

헌법재판소의 판단

2023년 헌법재판소는 이 문제에 대해 다음과 같이 판단했습니다. 외국인은 가족관계 확인이 어렵기 때문에 부양가족 범위를 부모 자신과 미혼 자녀로 제한한 것은 합리적 이유가 있는 차별입니다. 또한 외국인은 외국에 소재한 소득과 재산을 정확하게 파악하는 것이 곤란하여, 내국인 지역가입자와 같은 기준으로 파악된 재산과 소득에 근거하여서만 보험료를 부과하는 경우 실제의 경제적 형편에 비하여 지나치게 적은 보험료가 산정될 가능성이 있으므로, 실제 소득·재산과 상관없이 일정 금액 이상을 납부하게 한 것에 대해서는 합리성이 인정됩니다. 또한 체납 보험료 징수가 쉽지 않고, 출국으로 납부 의무를 회피할 가능성이 있으므로 급여 제한을 엄격하게 적용하는 것도 합리적 사유가 있습니다. 다만 외국인 지역가입자가 보험료를 체납했을 때 즉시 보험급여를 제한하는 것은 차별에 해당한다고 판결했습니다.

이후 법이 개정되면서 외국인이 건강보험료 체납 시 즉시 급여가 제한되는 것이 아니라, 체납 후 1개월의 유예기간이 주어지게 되었습니다. 참고로 2024년부터 재외동포, 외국인, 재외국민이 건강보험 피부양자 자격을 얻으려면, 6개월 이상 한국에 체류를 해야 합니다.

다만, 19세 미만 미성년 자녀이거나 배우자일 경우 즉시 건강보험 혜택을 받을 수 있습니다.

30

동성 부부의 배우자는 건강보험에서 피부양자로 인정받을 수 있을까요?

A와 B는 각각 33세, 34세 남성으로, 약 10년 전 교제를 시작해 7년 전부터 동거했고 5년 전에는 가족을 초대해 결혼식을 올렸습니다. A는 6년 전 직장을 그만두면서 건강보험에서 B의 피부양자 자격을 얻을 수 있는지 확인했고, 가능하다는 답변을 받아 피부양자로 등록되어 보험 혜택을 받았습니다. 그러나 2020년 A가 동성 커플임에도 피부양자로 등록된 사실이 언론에 보도되었고, 이를 확인한 담당 직원은 "착오였다"라며 A의 피부양자 자격을 소급해 상실시켰습니다.

그렇다면 A는 건강보험 피부양자 자격을 인정받을 수 없을까요?

한국과 미국의 동성 결혼 현황

미국은 2003년 메사추세츠주를 시작으로 동성 결혼을 허용하다가 2015년 6월 26일 미국 연방대법원이 동성 결혼을 헌법에서 보장받는 권리라고 판결하면서 미국 전역에서 동성 결혼이 허용되었습니다. 우리나라의 경우 결혼은 이성 간의 결합을 강제하거나 동성 결혼을 금지하는 명시적인 규정은 없습니다. 다만 대법원은 혼인은 남녀 간의 육체적 및 정신적 결합이라고 하면서 동성 결혼을 인정하고 있지 않습니다. 2022년 3월 가족관계등록 전산시스템이 정비되면서 행정절차상으로는 성별에 상관없이 혼인신고를 할 수는 있지만 지자체에서는 '현행법상 수리할 수 없는 동성 간의 혼인'이라는 이유로 수리를 하지 않고 있습니다.

동성 부부가 법적 지위를 갖지 못하는 이유와 결과

사실혼이란 혼인신고를 하지는 않아 법적인 부부는 아니지만 결혼식도 하고 같은 집에서 동거를 하면서 상호 간을 부부로 인정한 관계를 말하는데, 사실혼인 경우에도 우리나라에서는 법적인 부부와 유사한 혜택을 받을 수 있습니다. 하지만 동성 커플의 경우는 결혼식도 하고 같은 집에서 동거를 하고 상호 간 부부로 인정하더라도 법적인 부부는 물론 사실혼으로도 인정을 받지 못하기 때문에 앞서의 여러 혜택을 받을 수 없습니다.

법원행정처에 따르면 2022년 3월부터 2024년 7월까지 전국 지방자치단체에 접수되었지만 수리되지 않은 동성 간 혼인신고는 33건이라고 합니다. 이렇게 세계 여러 나라가 동성 결혼을 합법적으로 인정하고 있지만, 우리나라는 이를 인정하지 않아 여러 사회적인 문제가 발생하고 있습니다. 예를 들어 한 동성 여성부부가 2019년 미국에서 동성 부부로 혼인신고를 하고 2023년 기증받은 정자로 시험관 시술로 임신한 후 한국으로 돌아와 아이를 낳았지만 동성 파트너는 아이의 법적인 부모가 되지 못하고 있다고 합니다. 위의 사례도 마찬가지입니다.

찬성과 반대의 입장

그렇다면 동성 결혼을 인정해야 할까요? 동성 결혼을 인정하자는 사람들은 누군가를 사랑하고 결혼하는 것은 개개인의 기본적인 권리면서 동시에 선택의 자유에 해당하는 것으로, 동성이라는 이유로 결혼을 법적으로 인정하고 이들을 보호하지 못하는 것은 차별이라는 것입니다. 또한 동성 결혼은 다른 사람들에게 피해를 주지 않음에도 불구하고 도덕적 이유로 이를 인정하지 않는 것은 문제가 있다고 주장합니다. 이에 비하여 동성혼을 반대하는 사람들은 동성애는 창조질서를 거스르는 비윤리적인 행위로 결혼의 전통적인 의미를 파괴하고 남녀의 결합으로 이루어지는 가정을 보호하는 우리의 법적 질서와 정면으로 대치되기 때문에 허용해서는 안 된다는 것입니다. 또한 동성애는 선천적으로 결정되는 것이 아닌 자신의 의지와 선택으로 형성된 왜곡된 성 개념이기 때문에 이를 허용해서는 안 된다고 주장합니다.

사회적 합의와 법적 변화의 가능성

이렇게 동성 부부를 법적으로 인정할지에 대하여는 논란이 지속되고 있으며 사회적 논의와 합의가 필요한 것 같습니다. 하지만 동성 부부가 비록 법적인 부부로서 인정받지는 못하더라도 최소한 사실혼 관계와 같거나 이와 유사한 법적 및 사회적 혜택은 주어야 한다는 의견도 있습니다. 가장 대표적인 것이 국민건강보험과 국민연금입니다. 국민건강보험은 질병 및 부상으로 인한 진료비 부담을 경감시켜 생활 안정을 도모하고 사회적 연대를 강화하고 사회통합을 이루는 사회복지서비스로서, 성적 선호도와 상관없이 우리나라에 거주하는 모든 사람들이 고르게 혜택을 받아야 하기 때문입니다. 유족연금도 기본적으로 건강보험과 같은 사회보험이기 때문입니다.

그렇다면 법원은 어떻게 판단했을까요? 2024년 법원은 부부 공동

생활에 준할 정도의 경제적 생활공동체를 형성하고 있는 동성 동반자는 사실혼 관계에 있는 사람과 차이가 없다고 하면서, 동반자 관계를 형성한 직장가입자에게 주로 생계를 의존하고 스스로 보험료를 납부할 자력이 없는 경우 사실혼 관계에 있는 사람과 마찬가지로 피부양자로 인정받을 필요가 있다고 판단하였습니다. 다만 유족연금의 경우 유족이 연금을 수령할 때 법적인 부부이거나 사실혼 관계임을 증명해야 하기 때문에 동성 부부는 받을 수 없습니다. 2024년 보건복지부는 국정감사장에서 동성 부부의 국민연금 수령자격 허용에 긍정적인 입장을 밝힌 바 있습니다.

2025년 9월 국민건강보험공단이 국회에 제출한 바에 따르면 동성 배우자 부양가족자격을 유지하는 사람은 2024년 6건, 2025년 8월 현재 12건으로 실제 유지하는 사람은 10명에 불과하였습니다. 이렇게 수가 적은 이유는 건강보험공단이 지역마다 '자격관리 심의의원회'를 열어 피부양자 취득의 적정성 여부를 판단하는데 심의 전에 생활공동체 관계 성립일 등을 명시한 공증 서류, 내국인 2인의 인우보증서*, 혼인관계 증명서와 신분증, 공동재산 등 생활공동체 서류를 제출하라고 요구하기 때문입니다. 이는 이성 배우자의 사실혼 관계 증명을 위한 서류와 다르지 않지만, 해마다 등록을 갱신해야 하는데다 현재는 서류가 더 까다로워졌다고 합니다.

* 가까운 친족이나 이웃 등 본인과 관계가 깊은 사람이 특정 사실을 증명하고, 그로 인해 발생할 수 있는 법적 책임을 함께 지겠다는 내용을 담은 문서

31

환자 한 명에게 얼마나 많은 치료비를 써야 할까요?

최근 말기 간암에 대한 치료법 A가 개발되었지만, 1년에 약 1억 원 정도의 비용이 듭니다. 치료를 받더라도 1년 생존 가능성은 10%에 불과합니다. 만약 이 정도의 돈을 아동들의 예방치료에 사용한다면 10명의 아이들을 살릴 수 있습니다. 하지만 말기 간암 환자들은 희망을 포기하지 않기 위해 치료법 A가 건강보험 요양급여에 포함되어야 한다고 주장하고 있습니다.

그렇다면 국민건강보험은 치료법 A를 요양급여에 포함시켜야 할까요?

건강보험의 기준과 고민

국민건강보험은 국민이 지불한 보험료로 운영되어야 합니다. 만약 요양급여 기준이나 범위를 지나치게 완화하면 지출이 증가해 건강보험은 파산할 수 있습니다. 그러나 요양급여 기준을 너무 강화하면 의료비로 파산하는 사람이 늘어날 수 있습니다. 따라서 한정된 재원으로 운영되는 국민건강보험에서 요양급여 기준을 어떻게 정할 것인지는 매우 중요한 문제입니다.

그렇다면 국민건강보험은 어떠한 기준으로 요양급여 대상을 선택하고 가격을 낮출까요? 첫째는 비용효과성입니다. 비용효과성이란 지불하는 비용과 효과를 비교해, 같은 가격이라면 더 큰 효과를 주거나 동일한 효과를 내는데 비용이 더 적게 드는지를 검토하는 것을 말합니다. 이 기준을 적용하면 상대적으로 적은 비용으로 최대의 효과를 낼 수 있습니다. 둘째는 협상입니다. 우리나라 건강보험은 단일보험의 독점성을 활용해 신약이나 신의료기기를 공급하는 제약사·의료기기 회사와 협상을 통해 다른 나라보다 낮은 가격으로 공급받을 수 있습니다.

비용효과성과 협상의 빛과 그림자

이러한 비용효과성 평가와 가격 협상 제도에는 장점도 있지만 문제도 있습니다.

첫째, 신의료기기나 신약은 최근에 개발된 경우가 많아 비용효과성을 입증하기 어려운 경우가 많습니다. 예를 들어 악성종양에 사용하는 면역항암제처럼 효과는 좋지만 비용이 매우 비싼 치료법은 비용효과성을 인정받지 못해 건강보험에 등재되지 않거나, 등재되더라도 요양급여 혜택을 받지 못하는 법정 비급여가 되는 경우가 많습니다. 둘째, 건강보험이 제약사나 의료기기 회사와 가격협상을 잘 이끌어내면 환자들은 다른 선진국보다 낮은 가격에 신약이나 신의료기기를 제공받을 수 있습니다. 하지만 협상이 결렬되면 공급이 늦어지거나 아예 공급되지 않는 경우도 있습니다. 실제로 가격 협상이 지연되어 백혈병 치료제인 글리벡을 몇 년간 사용하지 못한 사례도 있었습니다.

이처럼 국민건강보험의 비용효과성 검토와 가격협상 제도는 제한된 재정을 효율적으로 투입하려는 정부의 고민이면서 동시에 '생명의 가격은 얼마인가?'라는 논란으로 이어집니다.

각국의 생명 가격 기준과 오리건주 사례

생명의 가격을 묻는 것은 어색하지만, 한 번쯤 생각해 볼 필요가 있습니다. 어떤 사람은 생명이 무한한 가치를 지니므로 삶과 죽음의 문제 앞에서는 어떠한 비용도 아끼지 말아야 하며, 모든 사람은 최대한의 삶을 보장받아야 한다고 주장합니다. 반면 다른 사람은 생명이 무한한 가치라는 점에는 동의하지만, 현실적으로 각 나라의 재정 여건에 따라 생명의 가격을 정해야 제한된 예산으로 최대 다수의 행복을 이끌 수 있다고 봅니다. 즉, 생명의 가격은 각 나라의 국부에 따라 달라져야 한다는 것입니다.

아쉽지만 의료 분야에서는 대체로 후자의 입장이 채택되고 있습니다. 예를 들어 2005년 뉴질랜드 보건부는 폐렴구균 예방접종으로 건강한 한 해를 얻는 데 12만 뉴질랜드 달러가 든다는 비용효과 평가 결과에 따라 예방접종 프로그램을 시행하지 않았습니다. 영국 국립보건임상연구원(NICE)은 생명을 1년 연장하는 비용이 2만 파운드 이하인 경우만 승인하고, 3만 파운드를 넘으면 건강보험 서비스에서 제외했습니다. 2009년 기준으로 미국과 캐나다는 약 12만 달러, 아르헨티나·브라질·멕시코는 2만 9,300달러, 볼리비아·에콰도르는 1만 3,800달러를 기준으로 삼았습니다. 세계보건기구는 건강한 삶을 1년 누리는 비용이 국가의 1인당 GNP보다 낮으면 비용효과성이 매우 높고, 1~3배 이하면 비용효과성이 있으며, 그 이상이면 효과성이 없다고 정의했습니다.

미국 오리건주는 1990년대부터 '5년 생존률이 5% 미만인 환자에게는 수술, 방사선요법, 화학요법에 대한 비용을 지원하지 않는다'는 기준을 마련해, 메디케이드로 지원하던 고가 치료비를 줄이고 남은 재원을 빈민층 근로자를 위해 사용했습니다. 많은 의료경제학자는 이런 접근이 예방치료를 늘리고 의료 접근성을 높여 더 많은 사람을 살리며 공공복지를 향상시켰다고 평가했습니다.

환자 개인과 사회 전체의 딜레마

그러나 이는 고가 치료를 원하는 환자와 가족에게는 사실상 사형 선고와 다름이 없습니다. 환자와 가족은 비용보다 치료를 우선시하기 때문에, 비록 비용효과성이 떨어지더라도 치료받기를 원하기 때문입니다. 비용효과성이 떨어지는 고액의 의료비를 환자와 가족이 모두 부담해야 할 때, 부유층은 문제가 되지 않지만 중산층이나 서민층은 치료비 때문에 치료를 포기하거나 '메디컬 푸어'로 전락할 가능성이 크다는 점입니다. 그렇다고 요양급여 기준이나 범위를 지나치게 완화하면 보험료를 급격히 올리지 않는 한 국민건강보험은 파산할 수밖에 없습니다.

그리고 비용효과성이 인정된 치료라고 하더라도 선진국에서는 건강보험의 적용을 받지만 개발도상국에서는 건강보험 혜택을 받지 못할 수도 있습니다. 이러한 상황에서 과연 생명의 가격이 같다고 할 수 있을까요?

32

누구를 살리고 누구를 포기해야 하나요?

최근 몇 주간 호흡기 전염병이 유행하면서 환자가 넘쳐나고 있습니다. 의사 A가 근무하는 병원에는 이미 인공호흡기 9대가 사용 중이고, 남은 가용 인공호흡기는 단 1대뿐입니다. 그런데 응급실에 인공호흡기 치료가 필요한 환자 2명이 도착했습니다. 한 분은 82세로, 과거 국회의원을 지낸 분이고 다른 한 분은 32세 남성으로 직장을 다니며 두 살 난 딸을 둔 아버지입니다.

의사 A는 누구에게 인공호흡기를 사용해야 할까요?

코로나19와 인공호흡기 논란

코로나19 대유행은 전 세계적으로 많은 사망자를 냈습니다. 유럽과 미국은 넘쳐나는 코로나19 환자로 인해 의료기관의 기능이 마비되었고, 짧은 기간 동안 다수의 사망자가 발생했습니다. 사망자의 시신을 보관할 공간이 부족해 냉동트럭에 보관하거나, 어떤 나라에서는 군용트럭까지 동원해야 했습니다.

짧은 시간 동안 코로나19 대유행은 많은 문제를 일으켰는데, 가장 논란이 되었던 것이 바로 인공호흡기를 누구에게 사용할 것인가 하는 문제였습니다. 실제로 코로나19에 감염된 상당수의 환자들이 호흡곤란을 겪었고, 이들에게 인공호흡기를 사용하면 많은 환자를 살릴 수 있었습니다. 그러나 인공호흡기를 사용하고 유지하기 위해서는 중환자실 공간뿐 아니라 의사와 간호인력 등 많은 자원이 필요합니다. 병원들은 평소 적정한 수량만 확보했기에 큰 문제가 없었지만, 코로나19와 같이 호흡기 전염병이 대유행하는 상황에서는 인공호흡기 수요가 폭증하면서 제한된 자원을 누구에게 사용해야 하는지가 중요한 문제가 되었습니다.

실제 환자를 진료하면서 인공호흡기를 누구에게 사용할지는 매우 중요한 문제입니다. 인공호흡기 치료가 필요한 상황에서 이를 제공받지 못한다는 것은 죽음과 다름없기 때문입니다. 일반적으로 병원은 빨리 도착한 환자에게 우선적으로 인공호흡기를 사용합니다. 하지만 동시에 여러 환자가 몰리면 누구에게 우선권을 줄지는 쉽지 않은 문제입니다.

이에 각 나라는 상황에 맞는 가이드라인을 발표했지만, 이 역시 큰 논란을 불러일으켰습니다. 예를 들어 영국의사협회는 노인보다 젊고 건강한 사람에게, 기저질환자보다 건강한 사람에게 인공호흡기를 우선 제공하라고 권고했습니다. 또한 보건·통신·사회기반시설 등 필수사업장 근로자에게 우선권을 줘야 한다고 했을 때, 많은 사람들이 이와 같은 권고에 문제가 있다고 비판하였습니다. 이처럼 희귀한 자원을 어떻게 배분할 것인지를 결정하는 것은 매우 어려운 일입니다.

수명·생명·가능성의 기준

만약 수명을 최대화하는 것이 목적이라면 두 명의 노인을 구하는 것보다 한 명의 젊은이를 구하는 것이 낫다는 결론에 이를 수 있습니다. 그러나 생명을 최대화하는 것이 우선이라면 두 명의 노인을 구하는 것이 한 명의 젊은이를 구하는 것보다 낫다는 결론이 됩니다.

또한 생존가능성이 적은 중증 환자와 상대적으로 가능성이 높은 환자가 동시에 왔다면 누구에게 인공호흡기를 써야 하는지도 논란이 됩니다. 더 나아가 살 가능성이 낮은 중증환자의 인공호흡기를 강제로 떼어 살 가능성이 높은 사람에게 사용하는 것도 허용되어야 할지도 뜨거운 쟁점이었습니다.

인공신장투석기 사례와 사회적 가치

코로나19 대유행 당시와 유사한 상황은 과거에도 있었습니다. 바로 인공신장투석기입니다. 인공신장투석기는 1960년대 처음 개발되었는데, 말기 신장병 환자 수에 비해 장비는 극히 부족했습니다. 이러한 상황에서 누가 이 희귀한 자원을 사용할지 논란이 컸습니다.

이를 해결하기 위해 미국 시애틀의 한 병원은 여러 계층의 사람들로 구성된 위원회를 조직해 환자 선정을 맡겼습니다. 의사들은 의학적 관점에서 최선의 결과를 얻을 수 있는 환자에게 사용하자고 했지만, 위원회는 사회적 가치·공여 장기 분배 체계·재이식 가능성 등을 기준으로 삼았습니다.

이러한 기중 중에서 가장 논란이 된 것은 '사회적 가치'라는 기준이었습니다. 사회적 가치란 '품위와 책임 같은 자질을 갖춘 사람'을 말하는 것으로, 전과 여부, 이혼 여부, 근면한 노동으로 입증된 공적, 한 분야의 성공, 봉사활동 이력 등을 평가했습니다. 결과적으로 젊고 의학적 필요가 큰 환자보다는 사회적으로 성공한 나이 많은 사람이 선택될 가능성이 높았습니다.

기준 설정의 어려움

그렇다면 인공호흡기가 극도로 부족한 상황에서 어떤 기준을 세워야 할까요? 환자의 중증 정도를 기준으로 하면, 살릴 수 있는 환자는 기회를 받지 못하고 사망할 수 있습니다. 반대로 살릴 수 있는 환자에게 우선 사용한다면 의사가 신의 대리인처럼 생사를 결정한다는 비난을 받을 수 있습니다.

또 수명을 최대화하는 기준을 적용한다면, 사회 발전에 공헌해 온 시니어들은 최신 의학기술의 도움을 받지 못한 채 사망할 수 있습니다. 이는 우리가 배운 '노약자와 어린이를 우선 도와야 한다'는 윤리의식과 충돌합니다. 시니어들에게는 사회적으로 버림받았다는 상실감도 줄 수 있습니다.

한편 사회적 가치를 기준으로 하면, 인공호흡기는 성공한 사람이나 명사들에게만 돌아갈 수 있어 경제적 계층에 따른 차별이라는 비판을 받을 수 있습니다.

33

트랜스젠더는 어떤 병실을 사용해야 할까요?

A는 외견상 여성의 모습을 가지고 있지만 성전환 수술을 받지 않은 트랜스젠더입니다. A는 폐렴으로 입원이 필요한 상황이었는데, 병원에서는 성전환 수술을 받지 않았고 주민등록번호상 남성이라는 이유로 남성 다인 병실이나 1인실로 입원하라고 안내했습니다. 그러나 A는 1인실 비용이 너무 비싸 이용할 수 없다며, 여성 병실로 입원하겠다고 강력히 주장했습니다.

그렇다면 트랜스젠더 A는 어느 병실에 입원해야 할까요?

병실 운영의 원칙과 현실

우리나라 입원실은 크게 1인실과 다인실로 나눌 수 있습니다. 1인실은 환자 한 명이 단독으로 사용하는 병실이고, 다인실은 같은 성별 환자들이 함께 사용합니다. 예외적으로 응급실과 중환자실은 다인실이지만 성별 구분 없이 사용합니다. 대부분의 나라들은 성별에 따라 병실을 분리하고 있습니다. 다만 캐나다 일부 지역은 2005년부터 남녀 공용 병실을 허용했으나, 이 경우에도 환자의 동의가 필요합니다.

다인실은 2인실부터 6인실까지 다양합니다. 다인실은 다른 환자들과 공간을 공유해야 해 불편하지만, 병실료가 저렴하고 건강보험 급여 혜택을 받을 수 있습니다. 반면 1인실은 환자가 혼자 쓰기 때문에 편리하고 성별 제한도 없지만, 비용이 비싸고 건강보험 혜택을 받을 수 없어 환자 입장에서는 부담이 큽니다.

성별 분리의 이유와 트랜스젠더 문제

그렇다면 일반 병실에서 다인실을 성별로 나누는 이유는 무엇일까요? 이는 낯선 이성과 같은 방을 쓰는 것이 우리의 전통적인 관습에 맞지 않기 때문일 수 있습니다. 종교적 이유나 정신적 불편감도 있을 수 있고, 여성 환자의 안전 문제도 고려됩니다. 그러나 실제로 공용 병실을 운영하는 나라에서 성추행이나 성폭력 사건이 보고된 적은 거의 없으며, 현재 성별이 섞여 쓰는 응급실·중환자실에 대해서는 의문을 제기하지 않습니다. 그럼에도 불구하고 많은 사람들은 남녀 공용 병실을 원치 않습니다.

이러한 성별에 따른 병실 배정으로 인하여 병실 운영상의 불균형을 낳기도 합니다. 예컨대 남성 병실은 부족한데 여성 병실은 남아도는 경우가 생기고, 반대의 경우도 있습니다. 이로 인해 먼저 대기하던 환자보다 늦게 온 환자가 더 빨리 입원하는 상황이 발생하면서 민원이나 불만이 제기되기도 합니다.

이와 함께 앞서의 사례와 같이 트랜스젠더들은 어느 병실에 입원할지도 문제입니다. 트랜스젠더는 자신의 생물학적 성별과 본인이 인식하는 성별이 다른 사람들로, 법적으로는 남성(여성)이지만 자신이 느끼고 행동하는 것은 여성(남성)입니다. 이들은 어느 시대에서나 사회의 음지에서 힘겹게 살아왔습니다. 언제나 존재했지만 외면당해 왔을 뿐입니다. 그러나 이들도 우리와 함께 살아가는 사람들이기에, 생물학적 혹은 법적인 성별에 따라 입원한다면 트랜스젠더는 큰 불편을 겪을 수 있습니다. 반대로 자신이 인식하는 성별에 따라 입원한다면 같은 병실을 사용하는 다른 사람들이 불편을 느낄 수 있습니다.

국가기관의 판단과 논란

트랜스젠더 병실 배정 문제는 국가기관 사이에서도 의견이 엇갈렸습니다. 2023년 국가인권위원회는, 현재처럼 법적 성별에 따라 다인실에 배정하거나 1인실을 이용하게 하는 방침은 트랜스젠더에 대한 차별로 느껴질 수 있다고 판단했습니다. 1인실을 이용할 경우 추가 비용 부담이 크기 때문에, 보건당국은 트랜스젠더가 성별 정체성을 이유로 의료서비스 이용에서 배제되지 않도록 제도 개선이 필요하다고 결정했습니다.

이에 대해 보건복지부는 "트랜스젠더의 사정을 사전에 모두 예측해 가이드라인을 제정하는 데는 한계가 있다"는 입장을 밝혔습니다. 법원의 성별 정정 결정 여부, 환자의 성별 귀속감, 성전환 수술 여부, 전환된 성에서의 역할 수행 가능성 등을 종합적으로 고려해 입원실을 배정하도록 안내하겠다고 했습니다. 그러나 모든 의료기관에 일률적 가이드라인을 권고하는 것은 사회적 합의를 바탕으로 신중하게 검토해야 한다는 태도를 보였습니다.

하지만, 국가인권위원회는 다시 비판을 제기했습니다. 보건복지부의 방침은 성전환 수술을 받았거나 법적으로 성별 정정을 마친 사람만 혜택을 볼 수 있고, 그렇지 않은 트랜스젠더는 여전히 배제될 수 있다는 것입니다. 또한 '성별 귀속감' 같은 주관적 요소에 의존하면 병원마다 적용이 달라져 불이익을 받을 가능성이 크다고 지적했습니다.

성별의 경계와 사회적 과제

우리 사회는 기존의 이분법적 성별 구분이 점차 어려워지는, 다성별 사회로 들어가고 있습니다. 그렇다면 트랜스젠더의 성별 전환 기준으로 제시되는 성전환 수술 여부가 과연 합당한 기준일까요? 병원 다인실뿐 아니라 화장실, 공중사우나, 탈의실과 같은 공공시설에서도 어떤 기준을 적용해야 할까요?

이와 직접적인 관련은 없지만, 성별 정의와 법적 보호의 중요성을 보여주는 사건이 있었습니다. 여성으로 성전환 수술을 받은 트랜스젠더가 한 남성에게 강제로 성폭행을 당했습니다. 1996년 대법원은 성폭행 가해자에게 강간죄에 대하여 무죄를 선고했습니다(강제추행은 인정). 당시 법이 강간죄의 대상을 '부녀'로 한정하고 있었고 피해자는 주민등록상 남성이었기 때문입니다. 이후 국회는 2012년 형법을 개정해 강간죄의 대상을 '부녀'에서 '사람'으로 확장했고, 그제야 트랜스젠더나 동성애자에 대한 비동의 성행위도 처벌할 수 있는 법적 근거가 마련되었습니다.

34

의과대학 입학, 수능 성적보다 지역을 우선한다면?

대전에 있는 의과대학 A는 올해 신입생을 모집하려고 합니다. 최근 졸업한 의과대학생 중 상당수가 수도권으로 이동해 지역에서 일하는 의사가 부족하다는 지적이 있었습니다. 이에 따라 의과대학 A는 모집 인원 중 60%를 수학능력시험 성적과 관계없이 지역 고등학교 졸업생 가운데 선발하려 합니다.

그렇다면 이러한 의과대학 A의 신입생 선발 정책은 정당한 것일까요?

지역 의료 불균형과 인재 선발

우리나라는 다른 나라에 비해 의료 접근성이 좋은 것으로 알려져 있습니다. 그러나 수도권과 비수도권 간에는 차이가 있습니다. 2023년 통계청 보고서에 따르면 비수도권은 수도권보다 병원 수와 병상 수는 많았지만 의사와 간호사 수는 적었습니다. 또 전체 환자 수와 예방 가능한 입원 환자 수는 비수도권이 더 많았으나, 고난이도 입원 환자 수는 그렇지 않았습니다. 즉 비수도권은 의료 접근성은 높은 반면 의료 인력, 특히 고난이도 의료행위를 할 수 있는 의사가 부족하다는 것을 알 수 있습니다.

하지만 지역 의과대학을 졸업한 학생들이 수도권에서 수련을 받거나 근무를 선택하는 경우가 많아, 지역 의사 부족 문제는 여전히 해결되지 않고 있습니다. 이에 정부는 지역 의과대학이 입학생을 선발할 때 정원의 60% 이상을 지역 인재로 선발하도록 강제하고 있습니다. 이 같은 정책이 나온 배경에는, 수능 점수를 기준으로 하는 기존 선발 방식이 교육 여건이나 사교육이 발달한 수도권 출신 학생들에게 유리하기 때문입니다. 그리고 수도권 학생들은 지역 의과대학을 졸업한 뒤 다시 수도권으로 돌아가 수련과 근무를 선택하는 경우가 많습니다. 반대로 지역 인재는 수능 성적은 다소 낮더라도 졸업 후 해당 지역에 남는 비율이 높아 지역 의사 부족 문제 해결에 도움이 된다는 것입니다. 참고로 지역 인재는 해당 대학이 위치한 중·고등학

교를 졸업해야 자격이 주어집니다.

지역인재 선발, 효과는 있을까?

그렇다면 실제로 지역 인재를 선발하는 것이 지역 의사 부족을 해결할 수 있을까요? 이에 대해 찬반 의견이 갈립니다.

찬성하는 측은, 비록 수능 성적은 낮더라도 지역 인재를 선발해야 수도권 집중 현상을 완화하고 지역 균형 발전에 도움이 된다고 주장합니다. 실제로 지역 의료진 부족 문제는 세계적으로 공통된 현상입니다. 세계보건기구(WHO)도 대학에서 일정 비율 이상 해당 지역 출신을 선발하도록 권고하고 있습니다.

반론도 만만치 않습니다. 첫째, 우리나라는 국토가 좁고 중소도시나 농촌에도 이미 개원의뿐 아니라 보건소·보건지소가 설치돼 있어 지역 의사가 절대적으로 부족하다고 보기는 어렵다는 것입니다. 지역 주민이 원하는 것은 개원의 수준의 의사보다는 전문적인 진료가 가능한 의사라는 점도 지적됩니다.

둘째, 연구 결과를 보면 지역 인재가 졸업 후 지역에 남는 비율은 다소 높지만, 실제로는 수련을 어디서 받는지가 더 중요한 변수였습니다. 예를 들어 호주의 한 연구에서는 지역 대학 출신이면서 지역 병원에서 수련한 경우 지역에 남을 확률이 그렇지 않은 경우보다 52배 높았습니다. 대도시 의과대학 출신이라도 지역 병원에서 수련하면

24배 높았습니다. 반대로 지역 대학 출신이라도 대도시에서 수련하면 지역에 다시 돌아올 확률은 3.5배 높았을 뿐입니다.*

이는 개인적인 경험과도 일치합니다. 의과대학을 어디서 졸업했는지와 관계없이, 개업이나 봉직의 선택은 자신이 수련받은 병원 근처에서 이루어지는 경우가 많았습니다. 수련 기간 3~4년 동안 지역에 익숙해지고, 진료 중 문제가 생겼을 때 도움을 받기 쉽기 때문입니다. 문제는 비수도권에는 수련 병원이 많지 않다는 것입니다. 지역 대학 병원은 해당 대학 졸업생의 절반 정도만 전공의로 수용할 수 있으며, 타 대학 출신을 받을 여력이 부족합니다. 전공의 선발 과정에서 보이지 않는 차별도 존재합니다. 반면 서울과 수도권에는 전공의 수련 병원이 풍부하고, 일부 인기 과를 제외하면 지역 출신이라는 이유로 차별도 거의 없습니다. 결국 지역 대학 졸업생 상당수가 수도권으로 수련을 가고, 다시 지역으로 돌아오지 않는 경우가 많습니다.

셋째, 지역 학생을 일정 비율 우선 선발하는 것이 교육 기회의 평등 원칙에 어긋난다는 지적도 있습니다. 현대 사회에서 기회 균등과 능력에 따른 분배가 정당한 원칙으로 여겨지는 만큼, 특정 지역 거주만으로 교육 기회를 부여하는 것은 형평성에 문제가 있다는 것입니

* McGill MR, et al. Vocational training of general practitioners in rural location is critical for the Australian rural medical workforce. Med J Aust 2016;205:216–221.

다. 선발 비율도 중요합니다. 지역 인재를 10~20% 정도 선발하는 것은 정당성에 크게 벗어나지 않는다고 생각하지만, 정원의 60% 이상을 선발한다면 타 지역 학생들의 교육 기회를 심각하게 제한하는 결과를 낳을 수 있습니다.

교육 기회의 평등 논란

실제로 미국에는 소수 인종 우대 정책(affirmative action)이 있었습니다. 백인 중심 사회에서 소외된 흑인과 유색인종에게 고등교육 기회를 보장해 전문가로 사회 진출을 촉진했다는 긍정적 평가도 있었습니다. 그러나 성적이 우수한 백인 학생들이 피부색 때문에 낮은 성적의 소수 인종 학생에게 밀리는 상황이 발생하며 역차별 논란이 불거졌고 결국 2024년 미국 연방대법원은 해당 제도를 위헌이라고 판결했습니다.

하지만 우리나라의 법원은 달랐습니다. 2025년 헌법재판소는 지역인재 우선선발정책이 지역 간의 균형 있는 발전을 도모하고 지역인재를 최소 40%* 까지 선발하도록 하는 입학비율이 절대적으로 높지 않아 직업선택의 자유와 균등하게 교육을 받을 권리를 침해하지 않는다고 하면서 합헌판결을 내렸습니다.

* 해당 사건은 한의과대학 진학을 목표로 하는 학생이 헌법소원을 낸 것으로 한의대의 경우 20%에서 40%까지 지역인재를 우선적으로 선발하도록 되어 있습니다. 참고로 의과대학은 2026년 지역인재선발비율이 40%에서 60%까지 늘었습니다.

35

서울에 있는 유명 대형 종합병원에서 진료받고 싶어요

부산에 사는 환자 A는 최근 소화가 잘 되지 않아 인근 내과 의원을 찾았습니다. 위내시경 검사 결과 위암으로 진단되었고, 거주지 근처 대학병원에서 정밀검사를 받은 결과 수술이 필요한 상태였습니다. 하지만 환자 A는 지역 대학병원보다는 서울 대형 종합병원의 명의로 알려진 교수 B에게 수술받기를 원했습니다.

A는 교수 B에게 진료 예약을 했으나 외래 예약만 한 달이 걸렸고, 진료 후에도 두 달이 지나야 수술이 가능하다는 안내를 받았습니다. 반면, 거주지 인근 대학병원에서

는 일주일 후 수술이 가능하다는 이야기를 들었습니다.

그렇다면 환자 A는 어디에서 수술을 받아야 할까요?

진료권 제도의 폐지와 환자 선택권

1998년까지 우리나라는 응급이나 기타 부득이한 경우를 제외하고는 자신의 주소지로 등록된 행정구역에 위치한 병원에서 진료를 받아야 건강보험의 혜택을 받을 수 있었습니다. 즉, 내가 살고 있는 지역이 인천이면 인천에 있는 병원에서만 진료를 봐야 하는 것으로, 인천이 아닌 부천이나 서울에서 진료를 받으면 건강보험급여 혜택을 받지 못하였습니다. 이러한 규제는 사람들이 주거하는 지역의 병·의원을 이용하도록 강제하여 지역 간 균형적인 발전과 함께 대도시로 환자가 편중되는 문제점을 해결하는 효과가 있습니다.

하지만 실제 생활권역과 행정구역이 다르거나 학업이나 근로를 위하여 등록 주소지가 아닌 다른 지역에서 거주하는 사람들은 병원에서 진료를 볼 때 많은 불편을 겪었습니다. 가장 중요한 것은 자신의 주소지에 위치한 병원이 아닌 서울이나 수도권의 대형 종합병원에서 진료받고 싶어 하는 환자들의 선택권을 침해한다는 문제점이 있었습니다. 결국 1998년 정부는 규제 완화 계획의 일환으로 이러한 진료권 제도를 폐지하였습니다.

진료권 제도 폐지와 함께 서울이나 수도권의 유명 대형 종합병원에서 진료를 받고 싶다는 욕구, KTX와 같이 빠른 대중교통의 발달, 그리고 실손보험의 영향으로 서울과 수도권으로의 환자 쏠림 현상은 점점 더 가속화되고 있습니다

환자 쏠림이 낳은 문제

이렇게 서울이나 수도권의 유명 대형 종합병원에 환자가 몰리면서 여러 문제점이 발생하고 있습니다. 첫째, 이전보다 서울이나 수도권에 위치한 유명 대형 종합병원에서 진료를 받기 더욱 어려워졌습니다. 예를 들어 진료를 받기 위해서 한 달 이상 기다려야 하는 경우가 더욱 많아졌습니다. 아무리 중한 병을 앓고 있더라도 예외는 없습니다. 둘째, 이렇게 서울과 수도권으로 환자 쏠림 현상으로 인하여 지역 대학병원이나 종합병원은 환자가 줄어 경영난을 겪고 있습니다. 이러한 경영난으로 인하여 병원 환경을 새로이 정비하거나, 최신 의료장비를 구매하거나, 혹은 유능한 의료 인력을 고용할 수 없게 되어 자체 경쟁력이 낮아지면서 환자들이 서울이나 수도권에 위치한 대형 종합병원을 선호하는 악순환이 이어지고 있습니다.

이렇게 지역 대학병원이나 종합병원들이 사라지거나 그 역할이 축

소되면 될수록 가장 큰 불편을 겪는 사람들이 바로 지역 주민들입니다. 지역 병원들이 사라지거나 역할이 축소되면 될수록 더 멀리 위치한 병원으로 가야 하는데 이는 많은 시간과 비용이 듭니다. 더욱 중요한 것은 응급환자입니다. 응급환자의 경우 빠르게 진료를 통해 문제를 해결하여야 하기에 서울이나 수도권의 대형 종합병원이 아닌 지역 병원을 이용해야 합니다. 하지만 이러한 지역의 대학병원이나 종합병원이 응급의료에 투자할 충분한 자본과 인력을 갖추지 못하여 사라지거나 그 역할이 축소된다면 지역에 거주하는 사람들은 빠른 시간 안에 적절한 치료를 받지 못하게 됩니다.

환자 선택의 정당성과 한계

그렇다고 서울이나 수도권의 유명한 대형 종합병원으로의 환자 쏠림 현상을 비난만 할 수는 없습니다.

첫째, 사람들에게 건강은 매우 소중한 것으로 심장병이나 악성종양과 같이 중병이면 중병일수록 가능한 최고의 치료를 받고 싶어 하는 것은 인간의 본성이기 때문입니다.

둘째, 현재 국민건강보험은 지역이나 시설에 따른 진료비에 차이를 두지 않기 때문에 지역 대학병원과 서울이나 수도권의 대형 종합병원이 상급종합병원이라면 진료비가 똑같습니다. 이러한 상황에서 환자들은 유명한 의사와 서울과 수도권의 유명한 대형 종합병원을 선호하는 것은 당연하다고 할 수 있습니다. 그렇다고 진료비의 차이를 두어도 많은 사람들이 실손보험에 가입한 상황에서 이러한 진료비 차이가 크게 부담되지 않을 것입니다.

셋째, 만약 이전과 같이 진료에 지역권 제도를 부활시키면 환자의 병원 선택권을 심각하게 제한한다는 문제점이 있습니다. 또한 서울이나 수도권에 사는 사람들은 유명 대형 종합병원을 더 쉽게 자주 갈 수 있기 때문에 사람들의 서울이나 수도권에 몰려드는 결과를 초래할 가능성이 높습니다.

넷째, 공급자인 대형 종합병원이 중증 환자 위주로 진료하도록 평가와 보상체계를 개선하는 방법도 있지만 이와 같은 방법은 근본적인 대책은 아닐 뿐 아니라 수도권으로의 환자 쏠림 현상을 막지 못한다는 문제점이 있습니다.

마지막으로 진료 의뢰 방법을 개선하는 방법도 고려할 수 있으나 주치의 제도가 없는 상황에서 어느 의원을 가더라도 쉽게 진료 의뢰서를 받을 수 있는 현재의 상황을 고려한다면 환자 분산 효과가 크지 않을 수 있습니다.

정부 대책과 의문점

2025년 3월 대통령직속 의료개혁 2차 실행방안이 발표되었습니다. 여기서는 상급종합병원의 구조조정을 통해 일반병상을 약 10%

정도 감축하도록 하였고, 지역 의료 역량을 대폭 강화하면서 의료 수요와 공급이 취약할수록 보상을 강화하는 지역 수가 제도를 신설하기로 하였습니다. 다만 환자들의 서울 및 수도권의 대형 종합병원을 선호하는 인식이 바뀌지 않은 상황에서 이러한 방법이 환자들의 서울 및 수도권 대형 종합병원 쏠림 현상을 완화하거나 호전시킬 수 있을지는 여전히 의문입니다.

4장

사회적 편견과 의료 정의

이번 장에서는 사회적 편견이라는 주제를 다루었습니다. 사회적 편견이란 특정 집단의 구성원에 대해 근거 없이 일방적으로 내려지는 부정적인 생각이나 감정, 태도를 말하는 것으로 개인의 성별, 인종, 나이, 종교 등 다양한 집단적 특성을 바탕으로 형성되며, 종종 고정관념과 차별로 이어져 사회문제로 나타나기도 합니다. 이에 비하여 사회적 차별이란 인종, 성별, 나이, 종교, 학벌 등 특정 사회적 범주에 속하거나 속한다고 여겨지는 집단에 대해 불공정하고 편견적인 대우를 하거나, 특정 집단이 불이익을 받도록 하는 과정 또는 행위를 말합니다.

사회적 편견이나 차별은 어디든지 나타날 수 있지만 의료 분야에서도 흔히 볼 수 있었습니다. 환자들은 의사를 선택할 때 서울의 유명한 대학 출신을 선호합니다. 또한 성별도 중요한 문제입니다. 이러한 사회적 편견이나 차별은 잘 바뀌지 않습니다. 이와 함께 최근에 지역의사 부족 문제를 해결하기 위하여 의과대학의 경우 지역 의과대학은 내신이나 수능성적에 상관없이 정원의 60%를 지역 출신 학생을 우선해서 선발하고 있는데 이러한 정책 역시 그 효과성에 대하여 논란이 있습니다.

국민건강보험 역시 마찬가지입니다. 국민건강보험은 내국인들은 물론 국내에 거주하는 외국인들이 십시일반으로 모은 보험료로 운영이 되기 때문에 내국인은 물론 외국인에게도 도움이 되는 방향으로 운영이 되어야 합니다. 하지만 현재 국민건강보험은 외국인과 내국인에 대하여 다르게 보험료를 책정하는데 이와 같은 보험료 책정방식에 대하여 논란이 되고 있습니다.

코로나19와 같은 전염병이 대유행하면 기존의 의료기관은 밀려 넘치는 환자들로 전쟁과 같은 상황이 됩니다. 하지만 의료기관에서 수용할 수 있는 인원은 제한이 있습니다. 이러한 상황에서는 어쩔 수 없이 제한적인 환자만 치료할 수 있는데 과연 누구를 치료해야 하는지도 논란이 되었습니다.

마지막으로 국민건강보험료라는 제한된 자원을 어떻게 해야 효율적으로 운영할지 고민해야 하는 상황에서 한 명의 환자를 살리기 위해서 얼마의 비용을 사용할 수 있을지도 매우 어려운 문제입니다. 가능한 모든 자원을 동원해서라도 한 사람을 살려야 한다고 생각할 수도 있지만 국가를 경영하는 입장에서는 같은 비용이라면 한 사람을 살리기보다는 두 사람 혹은 세 사람을 살릴 수 있다면 그 길을 택해야 할 수도 있기 때문입니다.

의료 현장에서 발생하는 사회적 편견과 차별, 그리고 제한된 자원 속에서의 선택에 관한 이 사례들이 여러분에게 깊은 성찰의 기회가 되기를 바랍니다.

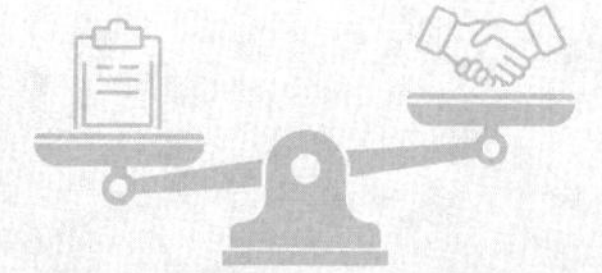

5장

의료 체계와 전문가의 윤리

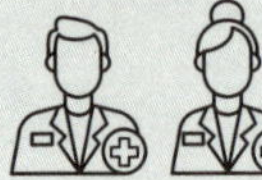

의사의 도덕적 의무는 어디까지일까요?

환자를 살리고 싶어도
현실은 언제나 이상과 다릅니다.
제한된 병상과 예산,
과중한 업무 속에서 의사들은
최선의 결정을 내리려 애쓰지만,
때로는 제도적·재정적 한계 때문에
환자에게 충분한 치료를 제공하지 못합니다.

5장에서는
의료 체계와 전문가 개인의 윤리가
충돌하는 상황을 다룹니다.
응급실에서 환자 우선순위를 정하는 문제,
보험 제도의 제약 속에서
치료 방침을 선택해야 하는 문제 등
구체적인 사례를 통해
의료 전문가들이 겪는 현실적 딜레마를 살펴봅니다.

36

진상 환자의 진료를 거부해도 될까요?

62세 남자 환자 A는 평소 술을 즐겨 젊을 때부터 하루에 소주 2병을 마셨습니다. 어느 날 얼굴이 노랗고 배가 불뚝 튀어나온 자신을 발견한 그는 병원에 방문하여 검사상 간경화 말기로 진단을 받았습니다. 그에게 살길은 간이식을 받는 것뿐이었습니다. A는 두 딸이 있었는데 첫째 딸이 간이식을 흔쾌히 승낙하였고 간이식을 받았습니다. 하지만 A는 건강이 회복되자 끊었던 술을 다시 마시기 시작하였고, 얼마 후 다시 피부가 노랗게 되고 배가 불뚝 튀어나오기 시작하였습니다. 병원에서 검사를 하니 음주로 인한 간경화가 다시 진행되었다고 들었습니다. 이에 치료 방법은 간이식을 또 받는 수밖에 없었습니다. 다행히 둘째 딸도 아버지에게 간 기증을 원하였습니다. 이에 간이식 수술을 다시 받았습니다. 문제는 간이식을 받고는 다시 음주를 시작하였습니다.

담당 의사 B는 A에게 처음부터 금주할 것을 권유하였지만 이러한 권유를 무시하고 지속적으로 음주하는 것을 보고 화가 났습니다. 이에 의사 B는 환자 A에게 더 이상 진료를 하지 못하겠다고 통보하였습니다.

그렇다면 이러한 의사 B의 결정은 문제가 없을까요?

진료 거부의 개념과 논란

의사가 환자를 진료하다 보면 여러 환자들을 경험하게 됩니다. 간호사에게 막말이나 욕을 하거나 때로는 성희롱이나 성추행을 하는 경우도 있습니다. 의사의 말을 끊거나 자신이 하고 싶었던 말만 하면서 진료 시간을 자꾸 지체하는 경우도 있습니다. 대기실에서 간호사들과 말싸움이 붙거나 의자를 뒤엎는 경우도 있습니다. 이러한 환자들을 만나면 진료 시간이 한없이 늘어나고 짜증이 납니다. 그렇다면 의사들은 해당 환자의 진료를 거부해도 될까요?

의사의 진료 거부란 환자의 의지와 상관없이 의사의 의지로 환자의 진료를 보지 않는 것을 말합니다. 환자가 의사를 임의로 선택하고 진료 예약을 하였다가 취소하였더라도 이를 문제 삼는 사람은 아무도 없습니다. 하지만 많은 사람들이 의사의 진료 거부는 문제가 있다고 생각합니다. 그렇다면 의사의 진료 거부가 논란이 되는 이유는 무엇일까요?

계약 자유의 원칙과 의료의 특수성

간단히 예를 들어 보겠습니다. 우리가 물건이나 서비스를 구매할 때 파는 사람이나 사는 사람도 자유로이 계약을 하거나 해지할 수 있습니다. 이를 법적으로는 계약 자유의 원칙 혹은 사적 자치의 원칙이라고 합니다. 마트에서 1리터 우유 한 팩을 살 때, 거래는 소비자와 마트 사장님 사이의 사적인 계약에 따라 이루어집니다. 소비자가 사고 싶지 않으면 구매하지 않을 수 있고, 마트 사장님도 특정 소비자에게 우유를 팔지 않겠다고 할 수 있습니다. 즉 소비자와 판매자 모두 계약 체결 여부를 자유롭게 선택할 권한이 있습니다.

이러한 의미로 본다면 진료란 환자의 요청과 의사의 승낙으로 이루어지는 사적인 계약이라고 할 수 있습니다. 그리고 의사의 진료 거부란 의사의 의지로 환자와의 진료 계약을 파기하는 것이라고 할 수 있습니다. 그렇다면 의사의 진료 거부가 문제가 되는 이유는 무엇일까요?

사례를 다시 돌아보겠습니다. 우유는 동네 슈퍼, 편의점, 대형 마트 어디서든 살 수 있습니다. 따라서 동네 슈퍼에서 판매를 거부하면 인근 편의점에서 쉽게 살 수 있습니다. 하지만 의료는 다릅니다. 의료는 의사면허를 가진 사람만이 독점적으로 공급하기 때문입니다. 특히 매우 전문적인 의료서비스는 종합병원과 일부 의사만이 제공합니다. 이러한 상황에서 계약 자유의 원칙만으로 의사의 진료 거부를 인정하면, 빠른 치료가 필요한 환자의 생명이 위협받을 수 있습니다. 이러한 이유로 거의 대부분의 나라에서는 원칙적으로 의사의 진료 거부를 허용하지 않고 있습니다.

정당한 진료 거부 사유

하지만 의사의 진료 거부를 인정하지 않으면 문제가 생깁니다. 진료에 협조하지 않거나 의사·의료진에게 폭언이나 폭행을 하는 환자라도 진료를 거부할 수 없게 됩니다. 이는 의사뿐 아니라 의료진 모두에게 큰 부담을 줍니다. 의사도 사람이므로 환자와의 관계가 손상되거나 감정이 상하는 경우가 있을 수 있습니다. 이러한 상황에서 특정 환자의 진료를 강제하는 것은 문제가 있습니다.

또한 의원급 의료기관은 종합병원과 달리 환자가 다른 병·의원으로 쉽게 이동할 수 있습니다. 따라서 의원급 의료기관에서의 진료 거부는 큰 문제가 되지 않습니다. 그렇기 때문에 진료 거부를 종합병원급 의료기관만 금지한다면 환자들이 의료 이용에 실질적으로 큰 불편을 겪지 않을 수도 있습니다.

우리나라도 원칙적으로 의사의 진료 거부를 허용하지 않고 있습니다. 다만 정당한 사유가 있는 경우에는 진료 거부를 할 수 있습니다. 대표적인 정당한 사유는 다음과 같습니다.

1) 의사가 부재 중이거나 신병으로 진료를 할 수 없는 경우
2) 병상, 의료 인력, 의약품, 치료 재료 등이 부족하여 새로운 환자를 받을 수 없는 경우
3) 의원 또는 외래진료실에서 예약 환자 일정 때문에 당일 방문 환자에게 다른 의료기관을 권유해야 하는 경우
4) 의사가 타 전문과목 영역이나 고난이도의 진료를 수행할 전문지식이나 경험이 부족한 경우
5) 환자 치료 이력이 불명확해 새로운 치료가 어려운 경우
6) 환자가 치료 방침에 따르지 않아 특정 치료가 불가능하거나, 의

사 양심·전문지식에 반하는 치료를 요구하는 경우

7) 환자나 보호자가 의료인에게 모욕·명예훼손·폭행·업무방해 행위를 하여 정상적 진료가 불가능한 경우

8) 과거 모욕·폭행 등으로 인해 위해 가능성이 있고, 당장 진료하지 않더라도 환자에게 중대한 위해가 발생하지 않는 경우

9) 더 이상 입원 치료가 필요하지 않고, 가정 요양·요양병원·의원급 의료기관 이용이 적절하다고 의학적으로 판단되는 경우

이와 같은 사실을 고려한다면, 위의 사례처럼 환자가 의사의 말을 잘 듣지 않는다고 해서 종합병원 의사가 진료를 거부하는 것은 정당한 사유에 해당하지 않을 가능성이 높습니다.

참고로 법률로 포괄적인 형태의 진료 거부 금지를 규정한 나라는 한국과 일본뿐입니다. 다만 일본은 처벌조항이 없습니다. 반면 미국은 비응급 상황에서 환자의 건강 상태가 악화되지 않는 한 민간 의료기관 의사가 치료를 거부할 수 있습니다. 영국은 의료인에게 폭력이나 위협이 있을 경우 진료 거부가 가능하며, 독일과 프랑스는 응급 상황이나 인도주의적 필요가 있는 경우를 제외하고는 전문적·개인적 이유로 진료를 거부할 수 있습니다. 이렇게 각국마다 규정이 다른 이

유는 진료 거부 문제를 의사의 직업 윤리로 보고, 각국이 의사 윤리 지침을 통해 자율적으로 규제하고 있기 때문입니다.

진료비 미납과 해외 사례

여기서 하나 더 고민해야 할 문제가 있습니다. 환자는 진료 후 진료비와 검사비를 내야 합니다. 그런데 만약 이전 진료비를 내지 않은 환자가 다시 진료를 요청한다면 의사는 진료 거부를 해도 될까요?

실제로 이런 사례가 있었습니다. 2017년 국회에 제출된 경기도의 진료 거부 신고 및 조치 현황에 따르면, 한 치과 의사가 환자에게 미납된 치료비를 완납해야만 치료를 계속해주겠다고 요구한 사례가 있었습니다. 환자는 미납 치료비 때문에 진료를 받지 못했고, 이를 신고했습니다. 보건복지부는 정당한 진료 거부 사유가 아니라는 이유로 해당 치과 의사에게 자격정지 15일의 행정처분과 형사 고발 조치를 하였습니다. 경기도 보건소는 "진료비 미납을 이유로 진료 거부를 하는 것은 바람직하지 않으며, 우선 환자를 진료한 뒤 비용을 다른 방식으로 받아야 한다"고 설명했습니다. 특히 환자와 대면도 하지 않은 상태에서 진료를 거부하는 것은 정당한 사유가 될 수 없다고 하였습니다.* 이와 같은 진료 거부 금지는 의사뿐 아니라 병원 직원에게도 해당됩니다.

* 환자 돈 없다고 진료 거부하는 의사는 어떻게 될까. 약사공론 2019.11.9.

37

나를 진료하던 의사가 성범죄자였다면?

최근 서울의 한 의과대학에 다니는 의과대학생 A가 의대 도서관 앞 여자 화장실에 들어가 휴대전화로 여학생의 용변을 촬영하다가 피해자의 신고로 출동한 경찰에 체포되었습니다. 그는 이전에도 여러 차례 여학생들의 용변을 촬영한 혐의로 기소된 적이 있습니다. 결국 A는 징역 1년과 성폭력 치료프로그램 40시간 이수, 아동·장애인 관련 취업 제한 2년을 선고받았고 해당 의과대학에서 퇴학 처분을 받았습니다.

A는 징역형과 치료프로그램을 이수하고 다시 수능을 봐

다른 의과대학에 합격하였습니다.

그렇다면 A가 의사가 되는 것을 허락해야 할까요?

의과대학생들 중 일부는 성범죄와 연관된 경우가 있습니다. 예를 들어 한 의과대학생이 여자친구를 성추행하다가 제지를 당하자 폭행과 성폭행을 저지른 사건에서 법원은 징역 2년에 집행유예 3년을 선고하고 성폭력 치료프로그램 이수와 아동·청소년 관련기관(학교와 병의원 포함)에 3년간 취업을 제한하였습니다. 또 다른 사건에서는 의과대학 남학생 3명이 한 여학생을 성추행해 퇴학당한 적이 있고, 2017년에는 술자리와 단체 대화방에서 동기 여학생을 성추행해 징계를 받은 사례도 있었습니다. 물론 성범죄는 의과대학생뿐 아니라 의사에게도 발생합니다.

이에 따라 많은 사람들은 의사라는 직업의 특수성을 고려하여 성범죄자가 의과대학에 입학하지 못하게 하거나, 의과대학생이 성범죄를 저질렀다면 퇴학 처리하고 졸업하더라도 의사가 되지 못하게 해야 한다고 주장합니다.

성범죄자의 의사 자격에 대한 찬반 논거

그렇다면 사람들은 의사나 의과대학생의 성범죄에 이렇게 민감하게 반응하면서 강하게 처벌을 요구하는 이유는 무엇일까요?

첫째, 의사는 의학 지식과 기술뿐 아니라 환자의 생명과 존엄을 지켜야 하는 생명윤리 의식이 필요합니다. 성범죄자가 의사가 된다면 이런 윤리 의식을 기대하기 어렵고, 환자와 동료 모두에게 피해를 줄 수 있습니다.

둘째, 성범죄에 대한 단호한 처벌은 시대적 요구이자 사회적 흐름으로, 경각심을 높이기 위해 의과대학 입학을 막거나 직접 진료하는 의사가 되지 못하게 해야 합니다.

셋째, 의사는 진단과 치료를 위해 환자의 민감한 정보를 듣거나 신체의 비밀스러운 부위를 접촉해야 하는데, 이러한 과정이 환자 치료를 위한 것인지, 의사의 개인적 욕망 때문인지를 구별하기 어렵습니다.

하지만 이러한 강력한 처벌에 반대하는 의견도 있습니다.

첫째, 의사와 의과대학생도 한 개인으로서 범죄를 저지를 수 있으며, 성범죄로 처벌받았더라도 충분히 반성하였다면 재기의 기회를 주어야 한다는 것입니다.

둘째, 개인 생활에서 저지른 성범죄와 의사로서 환자를 진료하면서 저지른 성범죄는 다르게 취급해야 한다는 의견도 있습니다. 전자는 일반인과 유사한 수준의 처벌이면 충분하지만, 후자는 직업을 악용했기 때문에 더 강하게 처벌해야 한다는 것입니다.

셋째, 의사라고 해서 모두 환자를 직접 대하는 것은 아닙니다. 영상의학과, 임상병리과, 병리과, 기초의학 분야 등 직접 환자를 진료하지 않는 영역이 있음에도 불구하고, 성범죄 이력이 있다는 이유만으로 의사가 되지 못하게 하는 것은 부당하며 유능한 인재를 놓칠 수 있다는 주장도 있습니다.

현행 법과 제도의 한계

그렇다면 우리나라 법은 어떻게 정하고 있을까요? 의사와 의과대학생은 다르게 다뤄집니다.

의사의 경우, 성범죄로 금고 이상의 실형을 선고받으면 의사 면허가 취소됩니다. 면허가 취소되면 최소 5년간 재교부가 불가능하고, 최대 10년간 학교나 병의원 취업이 제한됩니다. 벌금형을 선고받은 경우에는 면허 취소 대신 자격정지 처분만 받고 다시 진료할 수 있지만, 이 경우에도 최대 10년간 학교나 병의원 취업이 제한됩니다. 즉, 성범죄로 실형을 선고받은 의사는 상당 기간 진료와 의료행위를 할 수 없지만 일정 기간이 지나면 다시 복귀할 수 있습니다.

의과대학생은 다릅니다. 성범죄 전과가 있더라도 의과대학 입학을 금지하는 규정은 없습니다. 입학 전형이 성적 위주로 이루어지고, 응시 원서에 범죄 이력을 기재하지 않기 때문입니다. 또한 성범죄로 인한 취업 제한 기간이 의과대학 재학 중 종료되는 경우가 많아, 졸업 후 인턴이나 전공의로 지원할 때는 제한을 받지 않는 경우가 많습니다. 다만 최근에는 많은 병원들이 인턴이나 전공의를 모집할 때 성범죄 경력을 조회하여, 경력이 있는 경우 선발하지 않거나 환자를 직접 진료하지 않는 과로 제한하는 경우가 늘고 있습니다.

38

의료보험 사기를 눈감아 주어야 할까요?

중년 여성 A가 가슴 통증으로 심장내과 외래를 찾았습니다. "가슴이 아파서 왔습네다." 억양이 거친 것을 보아 탈북민이거나 조선족임을 쉽게 알 수 있었습니다. 증상을 들어보니 협심증으로 입원하여 정밀검사가 필요했습니다. 이에 입원을 권했는데, A는 왠지 주저하는 모습을 보였습니다. 그러더니 "다름이 아니라 저는 조선족으로 건강보험에 가입되어 있지 않아 다른 사람 이름으로 들어왔습니다. 그런데 이렇게 해도 될까요?"라고 말했습니다.

A는 치료가 필요한 상황입니다. 의사는 남의 명의로 된 건강보험증으로 그냥 진료를 해야 할까요? 아니면 진료를 거부하거나 신고해야 할까요?

건강보험 제도의 취지와 명의 도용의 문제

국민건강보험은 질병과 부상으로 인한 진료비 부담을 줄이고, 국민 생활 안정을 도모하며, 사회적 연대를 강화하는 사회보장제도입니다. 국내에 거주하는 대한민국 국민은 물론, 적법하게 장기간 체류하는 외국인도 가입 대상입니다. 그러나 단기간 여행자나 불법 체류 외국인은 가입할 수 없습니다. 따라서 이들은 진료비와 약값 전액을 스스로 부담해야 합니다.

이로 인해 장기간 불법 체류하면서 중소기업에 근무하는 외국인 근로자들은 아파도 병의원을 찾지 못하는 경우가 많습니다. 이런 사정을 딱하게 여긴 일부 사람들이 자신의 건강보험증을 빌려주어 진료를 보게 하는 사례가 간혹 발생합니다. 실제 2016년부터 2021년까지 타인의 건강보험 명의를 도용해 진료나 처방을 받은 사례는 4,369명, 진료 건수는 23만 3천여 건에 달했고, 건강보험에서 부담한 급여비용은 51억 5천만 원이었습니다.

타인 명의로 진료를 보는 방식은 건강보험 재정을 악화시킬 뿐 아니라 보험증을 빌려준 사람의 질병정보를 왜곡하거나 개인 병력에 혼선을 일으켜 부작용을 낳습니다. 또한 건강보험 비용 증가로 보험료 인상의 원인이 되고, 작은 속임수가 더 큰 부정으로 이어질 가능성도 있습니다. 이런 이유로 많은 사람들은 이를 엄격히 금지하고 처벌해야 한다고 목소리를 높입니다.

불법체류 외국인 근로자의 경우

만약 미국이나 유럽 같은 선진국에서 온 교포나 외국인이 단지 진료비를 아끼려 타인 명의로 진료를 본다면 이러한 비판은 타당합니다. 그러나 불법 체류 신분으로 3D 업종에서 일하는 개발도상국 출신 외국인 근로자들이나, 경제적 어려움으로 건강보험료를 내지 못해 자격이 박탈된 경우라면 조금 더 고민이 필요해 보입니다.

이들은 비록 불법체류자 신분이지만 우리나라 사람들이 꺼려하는 3D 업종에서 열심히 일하며 우리 경제에 도움이 되고 있습니다. 낮은 임금과 하루 12시간이 넘는 혹독한 근로환경에서도 묵묵히 일하고 있으며, 이렇게 번 돈의 상당 부분을 자국에 있는 가족들에게 송금합니다. 하지만 불법체류자라는 이유로 건강보험에 가입할 자격을 얻지 못해 다치거나 아파도 진료비가 너무 비싸 의사를 찾기조차 어렵습니다. 이런 상황에서 남의 건강보험증을 이용해 진료를 받는 것을 무조건 비난하기는 쉽지 않습니다. 그렇다고 이를 용인하기도 어렵습니다.

이들의 사정을 딱하게 여겨 눈감아주었다가 나중에 보험당국에 적발되면, 진료한 의사 역시 처벌을 받을 수 있습니다. 법적으로, 의사가 환자가 타인의 명의로 진료받는 사실을 알면서도 진료하고 이를 건강보험에 청구하면 허위청구로 간주됩니다.

의사의 딜레마

그렇다면 타인의 명의로 진료를 받으려는 환자를 알게 되었을 때 의사는 어떻게 해야 할까요? 실제 진료 현장에서 아파서 찾아온 환자에게 자기 명의로 비보험 진료를 받으라고 하거나 그냥 돌아가라고 말하기는 쉽지 않습니다. 특히 입원이 필요할 정도로 상태가 위중하다면 더욱 그렇습니다.

일부 종교단체에서는 특정 병의원과 협약을 맺어, 건강보험이 없는 불법체류 외국인들이 비교적 낮은 비용으로 진료를 받을 수 있도록 돕고 있습니다. 그러나 이러한 협약 의료기관은 대부분 의원급에 불과해 심장병이나 악성종양 같은 중증질환은 해결할 수 없습니다. 또한 진료비나 치료비는 어느 정도 지원할 수 있어도 약값까지 돕기는 어렵다는 문제가 있습니다.

39

비급여 약물을 보험 적용이 가능하도록 처방해도 되나요?

내과 의사 A는 개업의입니다. 어느 날 환자 B가 발모제 처방을 원했습니다. 의사 A는 발모제가 건강보험의 혜택을 받을 수 없는 비보험 약이라고 설명했습니다. 그러자 환자 B는 "다른 병원에서는 건강보험 혜택을 받을 수 있도록 처방해주던데, 여기서는 그렇게 안 되나요?"라고 물었습니다. 의사 A가 탈모 치료 약물은 건강보험 대상이 아니라고 다시 설명하자, B는 화를 내며 진료실을 나가버렸습니다.

그렇다면 의사 A는 환자의 요구대로 비보험 약물을 보험 적용으로 처방해주어야 할까요?

급여와 비급여의 구분

우리나라의 국민건강보험은 법에서 정한 검사와 치료에 한하여만 건강보험을 적용하고 있습니다. 병의원에서 시행되는 검사와 치료이지만 건강보험 적용대상이 아니어서 모든 비용을 환자가 부담해야 하는 것을 비급여라고 합니다.

그렇다면 국민건강보험은 어떠한 검사나 치료에 건강보험을 적용할까요? 의학적으로 타당하고 필요하며 비용보다 혜택이 더 높다고 인정되는 항목의 경우에만 건강보험이 적용됩니다. 이에 비하여 어느 정도 도움은 되지만 건강보험 재정에 너무 많은 부담을 준다거나 아니면 단순한 피로, 권태, 주근깨, 사마귀나 여드름, 탈모, 발기부전, 성형수술과 같이 미용 목적이거나 치료가 반드시 필요하지 않은 경우에는 본인이 진료비 전액을 부담해야 합니다. 참고로 전자를 전액본인부담급여(법정비급여)라고 하고 후자를 비보험급여라고 합니다. 전액본인부담급여와 비보험급여는 비슷하지만 완전히 다릅니다. 예를 들어 전액본인부담급여인 약물이나 치료는 보험 적용을 받지 못하지만 진찰료와 약국에 지불하는 조제료는 건강보험 혜택을 받을 수 있습니다. 실손보험에 가입되어 있다면 의료비를 환급받을 수 있습니다. 하지만 비보험급여의 경우 약값이나 치료비는 물론 진찰료나 조제료도 모두 본인이 부담해야 합니다. 실손보험에 가입되어 있더라도 의료비를 환급받지 못합니다.

참고로 비급여에는 임의비급여라는 것이 있습니다. 임의비급여란 건강보험급여가 되는 항목임에도 불구하고 의사 혹은 병원이 임의로 비급여로 지정하고 환자에게 검사 및 치료비 전액을 받는 것으로, 원칙적으로 불법적인 행위에 해당합니다. 임의비급여의 경우 진찰료나 조제료는 건강보험의 혜택을 받을 수 있지만 실손보험에서 의료비 환급을 받을 수 없습니다.

		비급여	전액본인부담급여 (법정비급여)	임의비급여
건강보험급여 적용여부	진료비	불가능	가능	가능
	약값 및 치료비	불가능	불가능	불가능
	조제료	불가능	가능	가능
	실손보험 환급여부	불가능	가능	불가능
	법적 판단	합법	합법	원칙적 불법

약물의 이중용도 혹은 이중효과

일반적으로 한 종류의 약물은 한 가지 질병의 치료에 사용됩니다. 예를 들어 고혈압약은 혈압을 낮추는 데 사용됩니다. 당뇨약은 혈당을 낮추는 데 사용됩니다. 하지만 그렇지 않은 경우가 있습니다. 예를 들어 아스피린은 해열·진통제로 사용되지만 혈액이 응고하는 것을 막는(피를 묽게 하는) 용도로 사용되기도 합니다. 당뇨약은 원래 혈당을 낮추는 데 사용되는데 최근에 개발된 당뇨약은 심부전(심장기능이 떨어진 질병)을 치료하는 데 사용됩니다. 이렇게 이중효과가 있는 약물을 사용할 때 대부분은 크게 문제되지 않습니다. 이러한 질병들 역시 건강보험급여를 받을 수 있기 때문입니다.

임상에서 가장 문제가 되는 경우는 한 약물이 보험급여와 비보험급여로 동시에 사용되는 경우입니다. 가장 대표적인 것이 5알파 환원효소 저해제라는 약물입니다. 이 약물은 전립선비대증 치료에 사용되면서 동시에 탈모약으로도 사용이 되는데 전립선비대증 치료에 사용되는 경우에는 건강보험 혜택을 받을 수 있지만 탈모에 사용되는 경우 건강보험 혜택을 받을 수 없습니다. GLP-1이라는 약도 마찬가지입니다. 이 약은 당뇨병 치료제로 사용되면서 동시에 비만치료제로도 사용됩니다. 마찬가지로 이 약물을 당뇨병에 사용하는 경우에는 건강보험의 혜택을 받을 수 있지만 비만치료제로 사용되는 경우에는 건강보험의 혜택을 받을 수 없습니다. 이렇게 건강보험급여와 비급여로 모두 사용되는 약물의 경우 환자들이 의사에게 건강보험 기준에 맞지 않는 질환임에도 불구하고 건강보험급여를 받을 수 있게 해달라고 요구를 하는 경우가 있습니다. 물론 환자가 이런 요청을 하는 주요 이유는 인터넷이나 다른 경로를 통해 정보를 접했기 때문일 것입니다. 또는 이전 진료에서 의사가 건강보험 혜택을 받을 수 있도록 도와주겠다고 제안해서 알게 되었을 수도 있습니다.

의사의 선택과 딜레마

그렇다면 환자의 이러한 요구에 의사는 어떻게 해야 할까요? 의사가 환자 요청대로 실제 질환과 다르게 보험급여가 되는 진단명으로 허위 기재하면, 환자는 진료비 부담을 줄일 수 있고, 의사는 환자 유지와 진료 수입이라는 경제적 이익을 얻게 됩니다. 하지만 이는 불법적이고 비윤리적인 행위이며, 결국 국민건강보험 재정에 손해를 입히고 보험료 인상의 원인이 될 수 있습니다. 그리고 이러한 사실이 발각되면 의사는 거짓청구로 법적 처벌과 함께 행정처분을 받을 수 있습니다. 만약 환자의 요청을 거부한다면 의료 윤리적·법적인 문제에서는 자유로울 수 있습니다. 하지만 환자와의 관계가 깨지는 것은 어쩔 수 없으며, 이로 인한 경제적 불이익이 발생할 수 있습니다.

40

건강보험 삭감 우려를 이유로 환자에게 부담시켜도 될까요?

대학병원 A는 백혈병 전문치료로 유명합니다. 하지만 A는 백혈병 치료를 위해 건강보험에서 정한 기준보다 더 많은 약물을 사용해야 했습니다. 문제는 이렇게 하면 국민건강보험에서 과잉 진료라는 이유로 기준을 초과한 약물 비용을 모두 삭감당했습니다. 이러한 삭감은 병원 운영에 큰 악영향을 미쳤습니다. 이에 대학병원 A는 건강보험 기준까지 사용한 약물 비용은 보험에 청구하고, 기준을 초과한 약물 비용은 환자에게 모두 부담시켰습니다.

그렇다면 대학병원 A의 행동은 문제가 없을까요?

건강보험과 비급여 제도

의학은 지속적으로 발전하고 있고 그 비용 역시 빠르게 증가하고 있습니다. 환자를 직접 진료하는 의사의 입장에서는 환자 치료에 도움이 된다면 최근 개발된 치료법이나 약물을 사용할 수 있습니다. 또한 일반적인 기준보다 약물을 더 많이 사용하거나 검사를 더 많이 할 수도 있습니다. 하지만 국민건강보험은 국민들이 모은 보험료를 경제적이고 효율적으로 사용하기 위해 의사의 진료행위를 엄격히 규제하면서 지출을 최대한 억제하고 있습니다. 즉, 보험료가 지출되는 진료행위나 약물의 사용기준과 방법을 상세하게 규정하고, 의사에게는 법에서 정한 범위 내에서만 사용하도록 강제하고 있습니다. 그리고 이러한 규정보다 초과하여 사용하거나 아니면 규정된 대로 치료를 하지 않으면 해당 약제비나 진료비를 삭감하고 있습니다. 참고로 의사의 진료행위가 규정된 대로 진행되었는지를 판단하는 곳이 건강보험심사평가원(심평원)입니다.

국민건강보험이 환자의 치료에 사용되는 약물과 진료행위를 엄격히 규정하면서, 의사에게는 여러 딜레마가 생깁니다.

가장 대표적으로 심평원의 심사·평가기준이 교과서 진료와 괴리가 크고, 명확하지 않거나 가장 최소기준을 가지고 획일적으로 적용하고 있는데 이러한 이유로 의료 현장에서 교과서대로 원칙적인 진료를 하더라도 부당청구로 삭감되는 경우가 많습니다. 이러한 이유로 의사들은 교과서에 따라 진료하는 것이 아니라 심평원의 기준에 따라 진료하는 소위 '심평의학'을 따라야 한다고 냉소하기도 합니다. 둘째, 이러한 이유로 환자에게 필요한 의료를 행하는데 있어서 의학적 판단보다 심평원의 심사기준을 우선적으로 고려해야 하는 상황이 발생합니다. 마지막으로 최근에 개발된 신의료기술이나 기기, 약물을 환자에게 사용하려고 하더라도 건강보험에 기재되어 있지 않다면, 즉 건강보험에 사용허가가 되어 있지 않다면 해당 약물이나 의료비용을 건강보험은 물론 환자에게도 청구할 수 없습니다.

하지만 다양한 환자들을 진료하다 보면 건강보험의 기준보다 약물사용이나 검사를 많이 할 수도 있습니다. 문제는 건강보험에서 정한 급여기준을 초과하여 사용한 비용은 건강보험에서 보상을 받지 못합니다. 이와 같은 문제를 해결하기 위하여 병의원이 임의적으로 건강보험에서 정한 기준을 초과한 모든 약제비나 치료비를 환자가 모두 부담하게 하는 소위 임의비급여가 생겨났습니다.

찬반 논란

그렇다면 임의비급여를 허용해야 할까요?

임의비급여를 허용해야 한다는 입장은 이렇습니다. 병원과 환자 사이에 합의가 있다면 이를 부당하다고 규정하는 것은 문제가 있다는 것입니다. 또한 병원은 최선의 진료를 할 의무가 있는데, 요양급여

기준대로만 진료하라는 것은 최선의 치료를 포기하라는 것과 같다는 주장도 있습니다. 국민건강보험이 강제적으로 의료행위와 약물 사용을 정하는 현재 제도는 보편적이고 평균적인 기준일 수밖에 없는데, 환자의 생명 유지나 건강 회복을 위해 때로는 기준을 벗어나 최신 치료를 해야 할 경우가 있다는 것입니다.

반대로 임의비급여를 반대하는 사람들은 의사나 병원이 전문지식이 부족한 환자를 상대로 제도를 악용할 가능성을 우려합니다. 불필요한 검사나 약물을 사용해도 환자는 알기 어렵기 때문에 동의할 수밖에 없다는 것입니다. 또한 임의비급여는 의학적 근거와 비용 효과성이 부족하고, 병원이 삭감 우려 없이 초과 비용을 환자에게 떠넘길 수 있어 과잉 진료로 이어질 수 있다는 지적도 있습니다. 신의료기술의 경우 병원이 비용을 책정하기 때문에 실제보다 높은 진료비를 매겨 수익을 극대화할 가능성도 있습니다.

법원의 판단

그렇다면 법원은 어떻게 판단하였을까요? 2012년 대법원은 임의비급여는 원칙적으로 허용되지 않지만, 예외적으로 ① 급여 대상이 아니더라도 치료의 시급성이 인정되고, ② 안전성과 효과성이 입증되며, ③ 환자에게 설명 후 동의를 받은 경우는 허용된다고 보았습니다. 다만 요양급여에 해당하는 진료를 비급여처럼 꾸며 전액 환자에게 부담시키는 행위는 어떤 경우에도 허용할 수 없다고 판시했습니다.

임의비급여가 발생하는 이유

임의비급여가 발생하는 원인은 건강보험 정책과 구조적인 문제에 있습니다. 앞서 말한 바와 같이 국민건강보험은 저보험료로 인한 보험 재정에 한계가 있는 상황에서 요양급여 범위를 단기간에 확대하는 과정에서 기존의 진단이나 치료법에 대하여 저급여·저진료수가 정책은 물론 약물이나 검사, 혹은 의료행위 횟수를 엄격히 제한하고 있습니다. 그리고 이 기준을 초과하면 과잉 진료 혹은 부당청구로 간주하고 삭감하고 있습니다. 새로운 진단법, 치료법, 신약, 신재료에 대한 보험급여도 매우 제한적으로만 인정되고 있습니다. 이렇게 약제비나 진료비가 삭감되면 경영에 큰 부담이 되기 때문에 병원은 기준을 초과한 약물이나 검사비용을 임의로 환자에게 부담시키려는 유혹에 빠집니다.

또한 요양급여 기준 등재 시스템의 구조적 한계 때문이기도 합니다. 의료행위와 약물의 종류가 너무 많아 건강보험에 모두 기재하는 것은 불가능합니다. 의학기술은 빠르게 발전하지만 건강보험급여 기준 개정 속도가 이를 따라가지 못해, 급여 대상에 포함되어야 할 항목이 누락되기도 합니다. 이런 경우 병원은 건강보험에 등재되지 않은 기기나 시술에 대한 비용을 자체적으로 책정해 환자에게 청구하려는 유혹에 직면합니다.

의료 현장에서 환자에게 최적의 진료를 제공하면서도 건강보험 재정에 부담을 주지 않을 방법은 없을까요?

41

간호사가 수술 부위 소독을 해도 되나요?

간호사 A는 현재 종합병원에 근무하고 있습니다. 처음에는 병동에서 간호업무를 하였으나, 외과에서 의사를 보조할 간호사(PA)를 모집한다는 원내 공고를 보고 지원해 선발되었습니다. PA가 된 후 A는 외과 병동에서 의사를 대신해 수술 상처를 소독하고, 외과 전문의의 지시에 따라 전자의무기록에서 해당 전문의의 ID로 들어가 검사와 약물을 처방하고 있습니다.

그렇다면 간호사 A의 이러한 행위는 문제가 없을까요?

의료보조인력(PA)의 역할과 현실

의사가 아닌 의료인이 의사를 도와 지시에 따라 진료행위를 하는 인력을 의료보조인력(PA)이라고 합니다. 우리나라의 경우 의료보조인력은 대부분 간호사이며, 통상적인 업무범위*를 넘어 수술 및 시술 보조, 의사의 지시에 따른 검사 및 약물 처방, 환자와 가족의 교육 및 상담, 회진, 동의서 작성 등 실제적인 의사 역할을 대신하거나 보조합니다. 하지만 우리나라 법에는 의료보조인력 제도가 존재하지 않았습니다. 이 때문에 공식적인 교육이나 수련과정, 선발 절차가 없고,

* 현재 의료법에서는 간호사, 간호조무사, 의료기사들의 업무범위를 규정하고 있습니다. 이에 따르면 간호사는 환자를 관찰 및 자료수집, 요양간호, 진료보조, 보건활동 등이 있습니다. 간호조무사는 간호사를 보조하여 간호사의 업무를 수행하는 것이 업무범위이지만 의원급 의료기관에 한하여 간호 및 진료보조를 할 수 있습니다. 의료기사는 각 종별에 따라 다른 의료행위를 할 수 있습니다. 이 규정에 따르면 간호사가 심전도를 찍거나 흉부X선을 찍는 행위는 면허 외 의료행위에 해당하게 되고 의사가 간호사에게 심전도를 찍거나 흉부X선을 찍도록 지시하였다면 의료인의 면허 외 의료행위의 교사에 해당됩니다. 위와 같이 구분이 쉬운 경우도 있지만 간호사의 진료보조행위를 구체적으로 규정하고 있지 않기 때문에 법에서 허용된 간호사의 진료보조의 범위인지가 명확하지 않은 경우가 많습니다. 보건복지부는 간호사의 진료보조행위의 범위에 대하여 '구체적인 사실관계 및 종합적인 정황을 고려하여 판단해야 한다'는 애매한 유권해석을 하면서 대법원 판례에 따라 가능한 진료보조행위를 나열했습니다. 이러한 상황을 보면 간호사의 진료보조의 범위는 상황에 따라 판단해야 하며 대법원 판례를 통해 간접적으로 추측할 수 있을 뿐입니다. 하지만 이전 판례를 종합해 보면 의사의 지시나 감독하에 시행된 간호사의 의료행위를 합법으로 보는 경우가 많습니다. 여기서 '의사의 지도'란 보건복지부는 '업무의 종류에 따라 정도가 달라질 것이지만 일반적으로 의사가 같은 진료실에 있거나 최소한 지도감독이 가능한 의료기관 내에 공존해야 함을 의미한다'고 유권해석을 하였습니다.

필요에 따라 각 과에서 임상경험이 있는 간호사를 암묵적으로 선발해 현장 교육을 시킨 뒤 실전에 투입하는 실정입니다.

의료보조인력이 필요한 이유와 반대 논거

그렇다면 의료보조인력은 반드시 필요할까요?

의료보조인력이 필요하다고 주장하는 이유는 다음과 같습니다.

첫째, 종합병원·대학병원에서 각 과에 필요한 전문의나 전공의 수가 턱없이 부족합니다. 특히 산부인과, 흉부외과, 일반외과 등 필수의료 분야는 전공의 지원이 거의 없어 환자에게 적절한 서비스를 제공하기 위해서는 의료보조인력이 필요합니다.

둘째, 전공의 수가 안정적으로 공급되는 과라도 당직이나 근무시간 제한으로 인해 실제 진료 인력이 부족합니다. 전공의 특별법으로 주 80시간 근무가 제한되고 있으며, 2025년 의료개혁특별위원회는 이를 72시간으로 줄이고 연속 근무시간도 단축하기로 했습니다. 이로 인해 부족해진 진료 인력을 의료보조인력이 메우고 있습니다.

셋째, 전공의는 3~4년 뒤 수련이 끝나 매년 인력이 교체되지만, 의료보조인력은 시간이 지날수록 숙련도가 높아져 전공의보다 안정적으로 평균적인 의료서비스 질을 유지할 수 있습니다.

의료보조인력 양성화에 반대하는 이유도 있습니다.

첫째, 현재 의료보조인력의 업무는 전공의 범위와 겹치기 때문에 제도를 양성화하면 전공의 수련 과정이 황폐화되고, 이는 전문의 질적 저하와 의료서비스 하향 평준화를 초래할 수 있습니다.

둘째, 종합병원·대학병원이 의료보조인력을 고용하는 이유는 전문의를 고용하는 것보다 인건비가 적게 들기 때문입니다. 이는 구조적 문제를 회피하는 것이며, 정부와 건강보험에서 충분히 의사를 고용할 수 있도록 수가와 보상체제를 개선하는 것이 근본적 해결책이라는 주장입니다.

셋째, 의료보조인력이 할 수 있는 의료행위의 범위가 불명확하고, 관련 법규나 지침이 없어 실제로는 의사만 할 수 있는 업무까지 수행하고 있습니다. 더구나 전자의무기록에 교수·전문의 명의로 접속해 검사와 약물을 처방하기 때문에 문제가 발생했을 때 책임 소재가 불분명해질 수 있습니다.

넷째, 만약 제도가 합법화된다면 교수·전문의는 매번 교체되는 전공의보다 오래 근무한 의료보조인력을 더 신뢰하게 되고, 의료보조인력이 전공의에게 지시를 내리는 등 의사의 고유 권한을 침해할 수 있다는 우려도 있습니다.

결국 의료보조인력 합법화를 둘러싼 갈등의 핵심은, 대학병원과 종합병원이 열악한 처우의 전공의들에게 과도하게 의존해온 구조적 문제 때문입니다. 우리나라가 저비용 고효율 의료체계를 유지할 수 있었던 배경에는 전공의들의 희생이 있었던 것도 사실입니다. 그러나 전공의 전공과 편중 현상, 전문의 공급 제한을 위한 모집인원 축소, 전공의 특별법 시행이라는 복합적 요인으로 현재 의료체계는 한계에 다다랐고, 원인을 해결하지 못한 채 편법적으로 의료보조인력을 운영하고 있는 실정입니다.

해외 사례와 우리나라의 변화

외국은 어떻게 해결하고 있을까요? 미국은 1960년대 농촌과 도시 빈민 지역의 일차진료 의사 부족과 베트남전쟁 제대 군인의 일자리 창출을 위해 PA 제도를 도입했습니다. 간호사 등 관련 대학을 졸업하고 면허를 취득한 뒤, 관련 석사과정과 임상경험을 거쳐야 PA가 될 수 있습니다. PA가 되면 의사의 지시에 따라 환자의 신체 검진, 질병의 진단 및 치료, 검사 처방 및 해석, 시술 수행, 수술 보조 등의 업무를 수행합니다. 일본은 PA 제도는 없지만, 의료비서(medical secretary) 제도를 두어 의사의 감독하에 진단서, 처방, 검사예약 등 서류 업무를 보조합니다. 대만은 임상전문간호사(clinical nurse specialist) 제도를 통해 일부 진료 보조 역할을 맡기고 있습니다.

의료보조인력 합법화

2024년 의정갈등으로 인한 전공의 집단 사직 이후 정부는 '간호사 업무범위 관련 진료지원인력 시범사업'을 통해, 시범사업 기준에 따라 지정된 간호사가 의사의 일부 의료행위를 진료지원 업무로 보조할 수 있도록 했습니다. 국회는 같은 해 간호법을 통과시켜, 진료지원 간호사가 의사의 지도와 위임 하에 일부 의사업무를 수행할 수 있도록 하는 법적 근거를 마련했습니다.

다만, 하지만 이러한 확대가 의사 기피 전문과목의 인력 부족 문제를 근본적으로 해결하지 못하고, 오히려 부족 현상을 심화시킬 수 있다는 우려도 제기됩니다.

42

의사가 음주하고 환자를 진료해도 될까요?

내과의사 A는 오랜만에 5일간의 휴가를 받아 베트남행 비행기를 탔습니다. 전날 당직근무로 피곤했던 A는 비행기가 출발하자마자 땅콩과 함께 캔맥주 한 병을 마시고 잠이 들었습니다.

잠든 지 얼마 후 승무원의 기내방송이 있었습니다.

"비행기에 환자가 발생하였습니다. 의사분이 계시면 도와주시면 좋겠습니다."

갑작스러운 기내방송에 A의 가족이 그를 급하게 깨웠습

니다.

"아빠, 비행기에 환자가 생겼대요. 아빠가 의사니까 가서 도와주어야 하지 않을까요?"

"응, 그런데 아빠 지금 술을 마셨는데..."

곧 다시 기내 방송이 시작되었습니다.

"지금 기내에 환자가 발생하였습니다. 의사이신 분은 와서 도움을 주시면 좋겠습니다."

A는 환자를 진료해야 할까요?

근무시간 중 음주와 각국의 규제

혹시 점심시간에 반주로 술을 마신 적이 있으신가요? 미국의 경우 근무시간 중 음주가 생산성을 높이고 근로자의 안녕에 도움이 된다고 생각하여 장려한 적도 있었습니다. 우리나라 농부들도 농사일 도중 새참으로 막걸리를 마셨습니다. 유럽에서는 점심 식사와 함께 와인이나 맥주를 마시는 경우가 많습니다.

우리나라의 설문조사에 따르면 지난 1년 동안 남성의 45.3%, 여성의 24%가 근무시간 중 음주를 한 경험이 있다고 합니다. 그러나 연구 결과, 음주는 생산성을 향상시키지 못하고 오히려 감소시켰습니다. 예컨대 음주로 인해 늦게 출근한 경우가 11.1%, 결근한 경우는 4.5%, 숙취로 집중력이 떨어진 경우는 47.3%였습니다. 기계 작동과 관련된 사고를 경험한 경우도 9%였습니다.

이러한 이유로 많은 기업들이 근무시간 혹은 사업장 내 음주행위를 징계 사유로 규정하고 있습니다. 특히 택시나 버스와 같이 고객의 안전을 최우선으로 하는 운송업에서는 근무시간 중 음주행위에 정직이나 해고 같은 중징계를 내립니다.

사람의 생명을 다루는 의사도 마찬가지입니다. 근무시간 중 음주나 음주 상태에서의 의료행위는 금지되어 있으며, 적발될 경우 면허정지 행정처분을 받을 수 있습니다. 일본 역시 음주 진료를 비도덕적 행위로 보고 행정처분을 하고 있으며, 미국은 음주 진료를 명시적으로 금지하고 경범죄로 처벌합니다. 영국은 경우에 따라 면허 박탈을 고려합니다. 어느 나라에서나 음주 진료로 인해 환자가 신체적 손상을 입거나 사망하면 과실치상이나 과실치사로 형사처벌을 받습니다.

일과 이후 음주는 허용될까?

그렇다면 일과가 끝난 뒤 음주는 어떨까요? 대부분의 회사는 일과

후 음주를 비난하거나 처벌하지 않습니다. 비록 다음날 생산성을 떨어뜨릴 수는 있어도, 업무 스트레스를 해소하고 동료와의 관계를 좋게 만드는 방법이 되기 때문입니다.

의사도 다르지 않습니다. 문제는 응급환자는 근무시간 외에도 발생한다는 점입니다. 입원 환자에게도 문제가 발생할 수 있습니다. 따라서 병원은 근무시간뿐 아니라 야간, 공휴일, 주말에도 문제를 해결할 수 있는 의사가 있어야 합니다. 즉 일부 의사는 근무시간 이후에도 음주를 해서는 안 된다는 것입니다.

규모가 큰 병원은 의사 수가 많아 당직을 나누지만, 작은 병원이나 벽지 지역 병원은 그렇지 못합니다. 그렇다면 이런 병원에서 근무하는 의사는 근무 외 시간에도 음주를 해서는 안 될까요? 만약 음주 도중 응급환자가 발생하면 어떻게 해야 할까요?

의사의 자유와 환자의 안전 사이에서

음주 상태에서 진료가 옳지 않다는 이유로 진료를 거부한다면, 환자는 제때 치료를 받지 못해 악화되거나 사망할 수 있습니다. 그러나 음주한 의사가 진료에 나선다면 의료사고 가능성이 높아집니다. 그렇다고 응급환자나 입원환자에게 발생할 가능성이 있다는 이유만으로 의사에게 음주를 전면적으로 금지하는 것도 문제입니다. 의사 역시 근로자로서 근무시간 외에는 여가를 자유롭게 누릴 권리가 있습니다. 그럼에도 일과시간 이후나 휴일에까지 음주와 같은 사생활을 제한한다면 이는 근로기준법을 넘어 헌법에도 위배될 수 있습니다. 더 나아가 의사들이 소규모 병원이나 벽지 근무를 기피하거나, 응급환자를 진료하는 필수과목을 선택하지 않으려는 상황이 생길 수 있습니다. 이러한 흐름은 결국 지역 의료 공백과 필수과목 의사 부족을 더욱 심화시키는 악순환으로 이어질 가능성이 큽니다.

음주 진료금지에 대한 처벌과 법제화

현재 의료법에 따르면 의사의 음주 진료를 직접적으로 처벌하는 규정은 없으며, 다만 비도덕적 진료행위로 인정되어 1개월 이내의 자격정지처분을 받을 수 있습니다.

하지만 의사의 음주 진료가 지속적으로 발생하고 음주 진료에 대한 경징계 처분이 사회적 논란이 되자 2020년 12월 국민권익위원회는 음주 의료 행위의 행정처분 기준을 강화하라고 권고했습니다. 국회도 의사의 음주 진료를 금지하는 규정신설 및 처벌강화 방안을 포함한 의료법 개정 논의가 있었으나, 의사협회의 반발과 의료인 통제에 대한 신중론 등으로 인해 국회 문턱을 넘지 못하고 폐기되어 법제화되지 못했습니다.

43

병원 밖에서 의사가 응급환자를 치료하다 문제가 생긴다면?

한의사 A는 허리통증을 호소하는 환자 B에게 봉침 시술을 하였습니다. 그런데 환자 B는 시술 직후 갑자기 호흡곤란이 발생했고 곧 심정지가 왔습니다. 이에 한의사 A는 같은 건물에 개업한 가정의학과 의사 C에게 도움을 요청했습니다. 의사 C는 봉침으로 인한 아나필락시스 쇼크로 판단하고 에피네프린 주사와 심폐소생술을 시행했습니다. 그 사이 119 구급차가 도착했고, 의사 C는 구급차에 동승해 인근 병원까지 이동했습니다. 그러나 안타깝게도 환자 B는 사망했습니다. 환자 B의 유가족은 “차라리 오지 않았다면 문제가 되지 않았을 텐데, 왔다면 적정시간

내 응급처치를 했어야 한다"며 의사 C에게 거액의 손해 배상 소송을 제기했습니다.

그렇다면 의사 C의 응급처치에 문제는 없을까요?

병원 밖에서 발생한 응급상황

응급환자는 주로 의사가 진료와 치료를 담당하지만, 한의사나 치과의사에게도 발생할 수 있습니다. 또 일과가 끝난 뒤 귀가길이나 여행지, 많은 사람이 모인 공공장소에서도 응급환자가 생길 수 있습니다. 이런 경우 의사가 있으면 도움을 요청받는 경우가 많습니다. 그렇다면 의사는 근무시간 외, 병원 밖에서 발생한 응급환자를 반드시 도와야 할까요?

많은 사람들은 의사가 언제 어디서든 응급환자가 발생하면 도와야 한다고 생각합니다. 의사는 진료비와 상관없이 도움이 필요한 환자를 도와야 할 도덕적 의무가 있다고 보기 때문입니다. 하지만 실제 환자를 진료하고 책임을 져야 하는 의사 입장에서는 다를 수 있습니다. 응급환자는 상태가 위중해 작은 실수도 생명을 위협받을 수 있습니다. 따라서 정확한 판단과 즉각적인 처치가 필요합니다. 이를 위해 병원에는 최신 장비와 숙련된 의료진이 함께합니다. 그러나 길거리나 공공장소에서는 장비도, 인력도 부족하기 때문에 원인을 정확히 파악하거나 적절한 처치를 하기 어렵습니다. 게다가 응급처치에 익숙하지 않은 의사도 많습니다. 이런 상황에서는 예상치 못한 의료사고 가능성이 높고, 환자나 보호자가 그 책임을 의사에게 묻는 경우도 생길 수 있습니다. 그래서 많은 의사들이 병원 밖 응급환자 처치 참여를 꺼리기도 합니다. 그럼에도 위험을 감수하고 응급상황에 나서는 이들도 여전히 많습니다.

착한 사마리아인 법의 보호와 한계

그렇다면 병원 밖에서 발생한 응급환자를 치료하다가 의료사고가 발생한다면, 응급환자나 그 가족들은 해당 의사에게 책임을 요구할 수 있을까요? 결론부터 말하자면, 책임을 주장할 수 있습니다. 현행법은 의사가 업무 외 시간에 시행한 응급의료 중 발생한 재산상 손해와 사상(死傷)에 대해, 고의나 중대한 과실이 없는 한 민사책임과 상해에 대한 형사책임을 면제하기 때문입니다.

원칙적으로 이러한 규정은 타인이 위험에 처한 것을 알거나 목격했을 때 의사가 법적인 부담 없이 곤경에 처한 타인을 외면하지 않고 응급의료를 제공하도록 윤리적 의무를 법법제화한 것입니다. 참고로 이 법은 성경 속 '착한 사마리아인' 이야기에서 유래하여 '착한 사마리아인 법'이라고 불립니다. 하지만 의사의 입장에서는 이 규정이 실질적으로 법적인 부담을 줄이지 못했다는 비판이 있습니다. 이 법에 따르면 의사는 근무시간 이후 길거리나 공공장소에서 응급환자 처치에 참여할 법적 의무는 없습니다. 그러나 자발적으로 참여한 응급처치 과정에서 중대한 과실이 발생하면 민사적·형사적 책임을 질 수 있기 때문입니다. 또한 응급처치에도 불구하고 환자가 사망한 경우, 중대한 과실이 없더라도 민형사상 책임을 질 수 있습니다. 즉, 응급처치 과정에서 문제가 발생하거나 환자가 사망하면 환자나 보호자는 해당 의사에게 소송을 제기할 수 있는 것입니다.

선의의 응급처치가 초래하는 딜레마

민사소송에 걸리면 의사는 직접 비용을 들여 변호사를 선임해야 하고, 패소하면 금전적 배상을 해야 합니다. 형사소송에 걸리면 경찰 조사를 받아야 하고, 검찰에 의해 기소되면 법정에 출두해야 합니다. 변호사 선임 비용도 상당합니다. 무엇보다 고의나 중대한 과실이 아님을 의사 본인이 입증해야 한다는 점이 큰 부담입니다. 민사나 형사에서 무죄 판결을 받는다 해도, 그 과정에서 발생한 정신적·경제적 피해는 보상받을 길이 없습니다. 결국 아무런 대가 없이 자발적으로 응급처치에 참여했음에도 대가는 혹독할 수 있습니다.

이 사례에서 법원은 다행히 가정의학과 의사의 처치가 적절했다고 판단해 무죄를 선고했습니다. 하지만 그 과정에서 의사는 변호사 선임 비용을 부담하고 재판 과정에서 큰 스트레스를 겪어야 했습니다

이러한 불확실성 때문에 많은 의사들은 병원 밖 응급환자 처치 참여를 꺼립니다. 심지어 어떤 의사는 "비행기에서 예상치 못한 응급상황이 발생하더라도 개입하지 않기 위해, 비행기를 타면 일부러 먼저 술을 마신다"고 이야기하기도 합니다. 술을 마셨다는 이유로 환자를 진료하지 않아도 된다는 핑계를 만들기 위해서입니다. 참으로 씁쓸하고 아이러니한 현실입니다. 과연 이들의 행동을 비난할 수 있을까요?

44

의사는 공공재일까요?

2023년, 70세 노인이 교통사고를 당한 뒤 10분 만에 119 구급차에 탑승했지만 2시간 동안 입원할 응급실을 찾지 못해 여러 병원을 전전하다가 결국 사망하였습니다. 또 고열과 기침에 시달리던 5세 아이가 구급차에 탑승했지만 인근 대학병원 4곳에서 입원을 거부당했고, 다음 날 숨졌습니다.

2024년 정부는 응급실 '뺑뺑이'가 지속되는 원인을 공공재인 의사의 부족으로 보고, 다음 해부터 의과대학 정원을 2,000명 늘리겠다고 발표했습니다. 이에 반발한 전공의들은 집단으로 사직서를 제출했습니다.

그렇다면 정부의 주장대로 의사는 공공재일까요?

공공재의 개념과 의료의 특수성

최근 의정갈등으로 인한 전공의들의 집단사직은 의료 현장의 여러 문제점을 드러냈습니다. 그 중에서도 핵심은 바로 의료(의사)의 공공성에 대한 논란입니다.

공공재란 사람들이 동시에 공동으로 이용할 수 있으며, 한 사람의 이용이 다른 사람의 이용을 제한하지 않는 재화 또는 서비스로서 이용에 대한 대가를 치르지 않더라도 이용할 수 있다는 특징이 있습니다. 대표적인 공공재로는 국방, 경찰, 공원, 도로 등이 있습니다. 공공재는 시장가격의 원리가 적용되지 않기 때문에 정부가 공급 규모를 결정하고 예산을 집행합니다.

그렇다면 의료는 공공재일까요? 건강은 인간의 삶이 다할 때까지 삶의 핵심으로 인간의 존엄과 가치를 보장하기 위한 가장 기본적인 전제조건이기도 합니다. 헌법에서 모든 국민은 인간의 존엄과 가치를 가진다고 규정하고 있으며 이는 건강권의 근거가 됩니다. 헌법재판소도 보건에 관한 권리를 "국민이 건강을 유지하는데 필요한 국가적 보호와 배려를 요구할 수 있는 권리"라고 하면서 '국가는 국민의 건강을 침해해서는 안되고, 더 나아가 적극적으로 국민의 보건을 위한 정책을 수립하고 시행할 의무를 부담한다'고 판시하였습니다.

이러한 이유로 인하여 다른 산업에 비해 의료 분야는 국가로부터 많은 규제를 받고 있습니다. 대표적으로 의료기관은 의사와 비영리 단체만 설립할 수 있으며, 영리병원 설립이 금지되어 있고, 의사는 정당한 사유* 없이 진료를 거부할 수 없으며, 민간병원이든 국공립병원이든 관계없이 국민건강보험 가입자에게 필수의료를 제공해야 합니다. 의료수가도 일률적으로 정해져 있어, 의료기관은 그 이상의 비용

* 진료 거부의 정당한 사유로 보건복지부는 1) 의사가 부재중이거나 신병으로 인하여 진료를 행할 수 없는 경우, 3) 병상/의료인력/의약품/치료재료 등 시설과 인력이 부족하여 새로운 환자를 받아들일 수 없는 경우, 3) 외래에서 예약환자 진료일정 때문에 당일방문 환자에게 타 의료기관 이용을 권유하는 경우, 4) 의사가 타 전문과목 혹은 고난이도 진료를 수행할 전문지식이나 경험이 부족한 경우, 5) 타 의료인이 환자에게 시행한 치료사항을 명확히 알 수 없는 등 의학적 특수성으로 인하여 새로운 치료가 어려운 경우, 6) 환자가 치료방침에 따르지 아니하여 특정치료의 수행이 불가하거나 환자가 의사에게 양심과 전문지식에 반하는 치료방법을 요구하는 경우, 7)환자 또는 보호자가 모욕죄, 명예훼손죄, 폭행죄, 업무방해죄에 해당될 수 있는 상황을 형성하여 정상적인 의료행위를 행할 수 없도록 한 경우, 8) 과거의 모욕죄, 명예훼손죄, 폭행죄, 업무방해죄 등으로 인하여 의료인의 판단아래 위해가 생길 우려가 있는 경우로서 당장 진료하지 않아도 환자에게 중대한 위해가 발생하지 않는다는 전제하에 다른 의료기관으로 안내하는 경우, 9) 더 이상의 입원치료가 불필요하거나 대학병원급 의료기관에서 입원치료가 필요하지 아니함을 의학적으로 명백히 판단할 수 있는 상황에서 환자에게 가정요양 또는 요양병원, 의원급 의료기관, 요양시설 등의 이용을 충분한 설명과 함께 권유하고 퇴원을 지시하는 경우로 예시하고 있습니다.

을 청구할 수 없습니다.

그러나 일반적인 공공재와 달리 의료서비스에는 시장가격이 존재하고, 수익자 부담 원칙이 적용됩니다. 공급이 제한되어 있어 한 사람의 이용이 다른 사람의 이용에 영향을 줄 수도 있습니다. 또 정부가 예산으로 공급 규모를 정하는 다른 공공재와 달리, 의료는 시장에서 공급 규모가 결정됩니다. 이러한 점들을 고려하면 의료는 전형적인 공공재는 아니지만, 공공재적 성격을 상당히 지니고 있다고 할 수 있습니다.

의사를 공공재로 볼 수 있는가

그렇다면 의사도 공공재일까요? 만약 의사가 공공재라면 정부는 단순히 의사 수급 규모만이 아니라 교육·양성 비용까지 부담해야 하고, 의사들의 취업도 관리해야 합니다. 국민에게 의료서비스를 제공할 병의원도 국가가 직접 운영해야 합니다.

실제로 영국이나 호주에서는 의과대학을 졸업하고 수련을 마치면 국공립병원이나 국민건강서비스(NHS)에서 공공의료인으로 월급을 받고 근무합니다. OECD 평균 공공병상 비율은 71%에 달합니다. 일본과 미국도 공공병상 비율이 각각 26%, 25%입니다. 반면 우리나라는 병원 수 기준 5.7%, 병상 수 기준 10%에 불과합니다.

또한 의과대학 등록금과 생활비는 학생과 가족이 부담합니다. 졸업 후 수련을 마치면 대부분 사립병원에서 근무하거나, 본인이 빚을 지고 개원합니다. 병의원이 경영상 위기에 빠지거나 파산하더라도 국가는 보상하지 않으며, 위험과 책임은 전적으로 의사 개인이 집니다. 심지어 국공립병원조차 의사들에게 진료성과에 따른 인센티브를 지급합니다. 이런 상황에서 의사를 공공재로 보고 국가의 엄격한 통제에 따르라는 주장에 의사들이 쉽게 동의하기는 어려운 것도 사실입니다.

공공성과 사회적 신뢰의 회복

물론 전공의들이 정부의 의과대학 증원 발표에 반발해 집단사직을 한 행동에 대하여 정당성을 인정하기는 어렵습니다. 의사들에게 의료에 대한 독점권을 부여한 것은 의사들이 자신의 이익을 위하여 환자를 버리지 않을 것이라는 사회적 신뢰에 기초한 것인데, 이번 행동은 그 신뢰를 저버린 것이기 때문입니다. 그럼에도 불구하고 이번 사태는 우리 사회가 의료와 의사의 공공성을 유지하기 위해 어떤 노력을 해왔는지, 또 앞으로 어떤 노력을 해야 하는지를 돌아볼 기회를 주었다고 생각합니다.

45

간호사인 119구급대원이 응급환자에게 기도삽관을 할 수 있을까요?

응급구조사 면허를 가진 119구급대원 A는 구급차에 탑승하여 응급환자를 인근 병원으로 이송하는 업무를 맡고 있었습니다. 어느 날 임신부로부터 출산이 임박했다는 전화를 받고 현장에 도착했을 때, 이미 진통이 시작된 상태였습니다. A는 인근 병원에 전화를 걸었지만 해당 의사가 없다는 이유로 이송을 거부당했습니다. 연락을 이어가다 보니 30분이 지나갔고, 결국 2시간 거리에 있는 병원에서만 수용이 가능하다는 답변을 받았습니다. 이송 도중 산모의 진통은 점차 심해졌고, 병원 도착 10분 전 아이가 거의 나온 상황이 되어 A는 어쩔 수 없이 분만을 도왔습니다.

그렇다면 의사 면허 없이 분만을 도운 구급대원 A의 행동은 문제가 없을까요?

응급구조사의 업무 범위와 한계

119구급차는 응급환자가 발생한 현장에 가장 먼저 도착하여 응급처치와 병원 이송을 담당합니다. 하지만 구급차에는 의사가 아닌 응급구조사와 간호사가 탑승합니다. 현행 의료법에 따르면 의료행위는 의사나 간호사와 같은 의료인이 아니면 할 수 없으며, 의료인이라 하더라도 면허 범위를 넘어서는 행위는 금지되어 있습니다. 간호사는 간호행위 및 의료보조행위만 할 수 있고, 응급구조사는 의료인은 아니지만 응급환자 구조와 이송, 현장이나 이송 중 제한된 의료행위만 가능합니다.

응급구조사는 다시 1급과 2급으로 나뉘는데 2급 응급구조사는 응급구조사 양성기관에서 교육을 수료한 사람으로 기본적인 심폐소생술 및 환자 부목 고정이나 체온을 측정하는 등 환자 이송과정에서 보조적인 역할을 수행합니다. 이에 비하여 1급 응급구조사는 응급구조학 대학을 졸업하거나 2급 응급구조사로 3년이상의 경력이 있는 사람으로 심폐소생술을 위한 후두 마스크 사용이나 기도 삽관, 정맥로 확보, 최소한의 약물 사용 등 2급에 비하여 전문적인 응급의료 행위를 수행합니다. 하지만 이 외의 의료행위는 할 수 없었습니다.

이러한 의료행위 제한으로 인하여 119구급차가 응급환자가 발생한 지역에서 필요한 응급처치를 하는데 여러 문제점들이 발생하였습니다. 예를 들어 구급차 혹은 가정에서 분만을 한 경우에 구급차에 타고 있던 응급구조사나 간호사는 산모의 탯줄을 절단하는 등 선진국에서도 널리 허용되고 있는 최소한의 응급처치를 할 수 없습니다. 또한 심각한 손상으로 인해 고통을 호소하는 환자에게 진통제를 사용하거나, 급성심근경색을 진단하기 위하여 12유도 심전도를 시행하거나, 심정지로 인한 심폐소생술을 시행할 때 사용되는 아트로핀, 에피네프린과 같은 약물들을 사용할 수 없습니다.

119응급구조대원 권한 확대와 관련된 논란과 법개정

그렇다면 119구급차에 탑승하는 응급구조대원에게 의사들만 사용할 수 있는 전문의약품이나 보다 전문적인 의료행위를 할 수 있도록 허용해야 할까요?

이에 반대하는 사람들의 주장을 들어보면, 첫째, 현재 우리나라 119구급차에는 응급구조사 대신 간호사가 탑승하는 경우가 많은데 이들은 실질적인 응급처치 및 긴급구조와 관련하여 훈련이나 교육을 받지 않았고, 설령 이러한 교육을 받았다 하더라도 실제 응급상황에서 응급구조사와 간호사가 의사의 지도 없이 전문의약품을 사용하거나 의료행위를 하는 것은 매우 위험하다는 것입니다. 그리고 이들이 사용한 약물이나 의료행위로 인해 환자의 상태가 악화되었을 때 누가 책임을 져야 할지 명확하지 않다는 문제도 있습니다. 둘째, 미국의 경우 EMT-B(Emergency Medical Technician)와 Paramedic으로 구분하여 자격에 따라 다른 범위의 응급의료를 할 수 있고, 응급상황에서는 다양한 약물을 사용할 수 있는 권한을 부여하고 있습니다. 이렇게 응급구조사에게 더 넓은 권한을 주는 이유는 미국은 119구급차가 책임지는 지역이 워낙 넓어 장거리 이송이 많기 때문입니다. 그러나 우리나라는 상대적으로 국토가 좁아 119구급차의 이송 거리가 짧기 때문에 같은 권한을 줄 필요가 없다는 것입니다.

국회는 2023년 12월 「119구조·구급에 관한 법률」 개정안을 통과시켰습니다. 개정된 법률에 따르면 이송 중인 경우에 한하여 응급환자가 신속하고 적절한 응급처치를 받을 수 있도록 대통령령으로 정하는 바에 따라 구급대원의 자격별 응급처치 범위를 정할 수 있게 하였습니다. 그리고 2024년 10월부터는 1급 응급구조사의 업무범위를 기존의 응급처치 외에도 심정지 환자에게 에피네프린 투여, 12유도 심전도 측정 및 기도삽관, 아나필락시스 쇼크 환자에게 에피네프린 투여, 응급분만 환자의 탯줄 묶기와 절단 등 할 수 있는 의료행위를 넓혔습니다. 이와 같이 법이 개정되면서 119 구급차에 탑승한 응급구조사는 응급환자 응급처치나 긴급이송 중 필요한 경우 의사의 처방이나 지도 없이도 전문적인 병원 전 처치를 할 수 있게 되었습니다.

간호사 구급대원의 권한을 둘러싼 논쟁

문제는 현재 119구급차에 탑승하는 구급대원 중 약 30% 정도가 간호사라는 점입니다. 그렇다면 이들에게도 1급 응급구조사가 할 수 있는 기도삽관과 같은 전문적인 병원 전 처치를 허용할 것인지에 대해 논란이 있습니다.

간호사에게도 이러한 권한을 주어야 한다는 측은, 현재 응급의료 현장에서는 간호사와 응급구조사가 모두 구급대원으로 활동하고 있는 상황에서 자격과 면허 간 업무구분을 두는 것이 현실과 맞지 않다고 주장합니다. 이 논리대로라면 자격과 면허별로 출동을 달리해야 하는데 이는 현실적으로 매우 어렵다는 것입니다. 그러나 반대하는 측은 이렇게 되면 응급구조사 직역의 의미가 사라지고, 특히 환자의 생명에 직접적인 영향을 미치는 기도삽관과 같은 의료행위는 간호사가 할 수 있는 면허 범위를 넘어서는 의료행위로 현행 의료법과 상충한다는 점을 지적합니다. 더욱이 우리나라의 경우 일반 간호사를 별도의 추가 교육이나 인증 없이 구급차에 탑승시켜 응급처치 및 구조

업무를 맡기고 있는 현실에서, 간호사에게 응급구조사의 업무를 전부 허용하는 것은 결국 국민의 생명과 안전을 위협할 수 있다는 것입니다. 마지막으로 간호사 면허를 가진 구급대원에게 3~4년의 정규 교육과정을 거친 1급 응급구조사와 동일한 업무 범위를 부여하는 것은 국가 자격 및 면허 체계에 혼란을 초래할 수 있으며, 간호사에 대한 일종의 특혜라는 주장도 있습니다.

119구급차에 탑승한 응급구조사나 간호사가 필요에 따라 약물 사용이나 응급처치를 하는 것을 무조건 금지하는 것도 문제입니다. 하지만 누구에게 어디까지 권한을 인정할지, 그리고 만약 문제가 발생했을 때 누가 어디까지 책임질 것인지에 대해서는 여전히 많은 논란이 남아 있습니다.

46

공식적으로 전공의를 선발하기 전에 이미 떨어졌어요

의사 A는 서울에 있는 B 대학병원에서 인턴을 하고 있습니다. 전공의 모집을 한 달 정도 앞두고 B 대학병원 인기과 C는 해당 과 전공의를 지원하려는 인턴들을 대상으로 미리 면접을 본다는 공고를 냈습니다.

A는 부랴부랴 자기소개서를 작성해 인기과 C에 제출했습니다. 면접에 온 사람들 중에는 현재 같이 일하고 있는 인턴도 있었지만 군복무 중인 선배들도 있었고, 다른 병원에서 온 사람들도 있었습니다. 면접은 5분 정도로 짧게 끝났습니다. 그러나 다음 날 A는 불합격 문자를 받았고,

결국 한 달 후 공식적인 전공의 선발 기간에는 자신이 원하던 인기과 C 대신 비인기과 D를 지원해야 했습니다.

그렇다면 B 대학병원 인기과 C가 공개모집 전에 사전면접을 통해 합격자를 결정하는 것은 적절한 행위일까요? 문제가 없을까요?

전공의 선발 과정과 공정성

사람들은 다양한 질병으로 고통받습니다. 이렇게 많은 질병에 대해 한 의사가 모두 잘 알기는 어렵습니다. 이러한 이유로 의사들은 의과대학을 졸업하고 특정 분야를 선택해 3~4년 동안 집중적으로 실제 환자를 진료하며 질병과 치료를 배우는데 이 과정의 의사를 전공의라고 합니다. 그리고 이 과정을 거치고 시험에 합격하면 전문의가 됩니다.

병원 각 과는 전공의를 1년에 한 번, 제한된 인원만 선발합니다. 이로 인해 과거에는 전공의 선발과 관련된 논란이 많았습니다. 이에 따라 병원들은 공정성을 확보하기 위해 정해진 시기에 공식 절차를 거쳐 내신 성적, 국가고시 성적, 인턴 성적, 면접 점수 등 객관적인 근거를 바탕으로 전공의를 선발하고 있습니다. 만약 탈락하면 1년을 통째로 쉬어야 합니다.

어레인지 관행의 실태와 문제점

전공과 선호도는 시대마다 달라집니다. 과거에는 필수의료과가 인기가 높았습니다. 중증환자를 치료한다는 자부심도 있었고, 경제적으로도 많은 보상이 있었기 때문입니다. 그러나 국민건강보험이 보편화되고 환자들의 권리의식이 성장함에 따라 필수과는 수익이 급격하게 감소하였고, 워라밸이 보장되지 않고 소송 위험도 커져 지원자가 급감했습니다. 반대로 안과, 정신과, 재활의학과, 영상의학과처럼 비교적 육체적 부담이 적고 응급환자가 드물며 수입도 안정적인 비필수과는 인기가 높아졌습니다.

이처럼 인기과에 지원자가 몰리면서 생겨난 것이 바로 '어레인지' 입니다. 이는 공개선발 이전에 지원자들을 대상으로 교수들이 면접, 평판, 성적 등을 점검해 합격 가능성이 높은 지원자를 미리 알려주는 제도입니다. 주로 인기 있는 비필수과에서 시행되며, 합격 예상자는 모집인원과 동일한 1:1 비율로 정해집니다.

문제는 불합격 통보를 받았더라도 공개모집에 지원할 수는 있지만, 이후 면접 과정에서 불이익을 받을 가능성이 크다는 점입니다. 설령 합격하더라도 전공의로 근무하는 동안 교수나 상급 전공의들에게 배척당할 수 있습니다. 따라서 사실상 지원 자체가 어렵습니다. 게다가 어레인지는 비공식 절차이기 때문에 공식적으로 문제 제기를 해도 해당 과 측은 단순한 의견 표명에 불과했다고 책임을 회피하는 경우가 많습니다.

찬반 논란과 법적 문제

그렇다면 이러한 어레인지 관행은 유지되어야 할까요? 어레인지 관행을 유지해야 한다는 사람들의 주장을 들어보면, 첫째, 전공의 지원자들에게 1년은 매우 소중한 시간으로, 어레인지 제도가 잘 시행된다면 1년에 한 번뿐인 지원 기회를 두 번 제공할 수 있다는 것입니다. 또한 전공의 지원자가 없거나 적은 과도 이러한 어레인지를 통해 추가적인 전공의를 모집할 가능성이 높아집니다. 둘째, 경험상 전공의 공개선발 과정에서 주로 사용되는 학교 성적, 인턴 성적, 지필시험 성적과 같은 객관적인 지표보다는 평판이나 면접과 같은 정성평가가 지원자의 능력이나 실력을 평가하는데 더 도움이 되는데, 공개선발 과정에서는 객관적인 지표가 더 중시되기 때문에 이러한 문제를 보완하기 위해 어레인지 관행이 필요하다는 것입니다.

하지만 어레인지 관행은 폐지되어야 한다는 사람들은, 어레인지가 어떻게 진행되는지에 대해 해당과 교수 외에는 아무도 모른다는 점을 가장 큰 문제로 지적합니다. 공식적인 전공의 선발 과정은 학교 성적, 인턴 성적, 지필시험, 면접 점수 등을 객관적인 점수로 산출해 투명하게 공개되므로 선발과 관련된 문제 발생 가능성이 거의 없습니다. 그러나 어레인지는 학교 성적이나 인턴 성적과 같은 객관적 지표보다 교수들의 입김이나 편견이 크게 작용할 수 있으며, 공식 선발 과정에서 고려되지 않는 학벌이나 성차별적 요소들이 영향을 미칠 수도 있습니다. 특히 어레인지 관행을 통해 지원자의 실력이나 능력보다는 교수 자녀, 학교 재단과 관련된 사람, 고위 공무원 자녀, 사업가 자녀 등 지원자의 배경이 더 크게 작용할 수 있다는 점이 문제로 지적됩니다. 그리고 탈락자들은 이러한 선발 과정 자체에 문제를 제기할 가능성이 높습니다.

최근 정부는 공정한 채용을 보장하기 위해 법령을 정비하고 있습니다. 합리적인 이유 없이 성별, 신앙, 연령, 신체조건, 사회적 신분, 출신 지역, 학력, 출신 학교, 혼인이나 임신, 병력 등을 이유로 차별을 금지하고 균등한 취업 기회를 보장하도록 사업주의 의무를 규정했습니다. 2014년 채용절차법을 제정하여 기업의 채용 과정에 일정한 절차적 규제를 도입했고, 2018년에는 채용의 실질적·절차적 공정성을 확보하기 위해 불공정 채용 시 채용을 취소하거나, 채용 심사 점수와 순위를 공개하도록 했으며, 공공기관의 경우 불공정 채용 시 채용을 무효화하도록 했습니다. 사기업도 예외가 아닙니다. 정부는 강력한 의지를 가지고 기업 채용 비리를 단속하고 있습니다. 이런 상황에서 과거의 어레인지 관행은 문제가 될 가능성이 큽니다. 그러나 어레인지가 전공의 지원자들의 시간과 비용을 절약해주는 측면도 있었던 것이 사실입니다. 재수를 하면 1년이라는 소중한 시간을 잃게 되기 때문입니다.

5장

의료 체계와 전문가의 윤리

5장은 법과 규제를 중심으로 전개되었습니다. 우리나라는 법치국가입니다. 법치국가란 특정 개인이나 단체의 자의적인 통치가 아닌, 제정된 법과 절차에 따라 운영되는 나라를 의미합니다. 이는 정부와 국민 모두 법 아래에 있으며, 모든 사회 구성원에게 법이 동등하게 적용되는 '법의 지배(Rule of Law)'라는 원리를 바탕으로 합니다. 즉 법치국가란 헌법과 법률을 통해 정부를 움직이고 국민들의 행동을 규제합니다. 의료 분야도 다르지 않습니다. 의사와 같은 의료인들의 거의 모든 진료와 관련된 행위들은 의료법으로 규제되고 있고 국민건강보험은 국민건강보험법으로 규제되고 있습니다. 만약 법에서 규정된 대로 하지 않으면 처벌을 받게 됩니다. 그리고 이러한 법률은 국민들이 선출한 국회에서 만들어지게 되고 다시 시행령이나 시행규칙과 같은 세부 규정들은 정부에 의해 만들어지게 됩니다.

하지만 이러한 규정이나 규제는 하나의 지침이 되기도 하지만 때로는 걸림돌이 되기도 합니다. 병원을 찾는 사람들은 매우 다양한 사회경제적 배경을 가지고 있지만 이러한 규정이나 규제들은 평면적이고 일률적이기 때문에 이와 같은 다양한 환자들에게 일률적으로 적용하기 애매한 경우가 많기 때문입니다. 그렇다면 이러한 규제가 환자의 이익과 반할 때에 의사는 어떻게 행동해야 할지 동시에 이러한 규제가 의사나 병원에 막대한 손해를 입힐 것이 예상될 때 어떻게 해야 할지는 아직도 논란이 되고 있습니다.

더불어 고민해야 할 것이 특정 의료인들에게 어디까지 의료행위를 허용할지 여부입니다. 의료행위는 전문적인 지식과 많은 경험을 요구하고, 문제가 생길 경우 이에 대한 책임을 질 수 있는 사람만이 해야 합니다. 하지만 우리나라의 경우 법률을 통해 간호사, 치과의사, 한의사 등 의료인이 할 수 있는 의료행위를 세부적으로 규정하고 있지 않습니다. 문제는 이러한 모호한 규정으로 인하여 병원에서 의료인 간에 여러 문제와 갈등이 발생하고 있습니다. 최근에 간호법이 새로 제정되면서 이러한 문제가 어느 정도 해소될 것으로 생각되지만 그렇다고 모든 문제가 해결되었다고 보기는 어렵습니다. 여기서는 이러한 의료인에 대한 모호한 법적 규정으로 인해서 의료 현장에서 발생하는 여러 논란에 대하여 생각해 보았습니다.

마지막으로 우리들은 음주운전은 자신은 물론 다른 사람들의 안전도 위협하기 때문에 해서는 안 된다는 것을 잘 알고 있습니다. 최근에 음주운전 기준을 더욱 낮추었고 이러한 정책은 사람들에게 음주를 하면 운전을 하지 말라는 것입니다. 하지만 음주를 한 의사가 진료를 하는 것을 음주운전과 동일하게 강력하게 처벌하는 것은 논란이 있습니다.

복잡한 사회적 규제 속에서 의료 현장이 직면한 딜레마들을 살펴보았습니다. 이를 통해 규제의 본질과 함께, 어떤 방식의 규제가 우리 사회를 더 나은 방향으로 이끌 수 있을지 각자의 답을 찾아보시기 바랍니다.

6장

의료가 사회와 만나는 지점

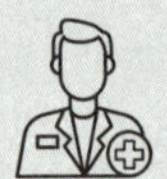 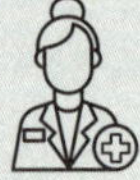

의료는 사회 속에서 어떤 역할을 해야 할까요?

팬데믹, 환경 오염, 고령화, 의료비 증가처럼
사회 전체가 직면한 문제는
의료와 깊이 얽혀 있습니다.
환자의 권리와 공공의 이익,
국가 정책과 의료 현장이 부딪힐 때
의사들은 어디에 서야 할까요?

6장에서는
의료가 사회와 맺는 복잡한 관계를 다룹니다.
감염병 대응 과정에서의 공중보건 조치,
사회적 비용과 개인 치료 사이의 균형,
의료 자원의 분배 문제 등
다양한 이해관계가 충돌하는 지점을 통해
의료의 사회적 책임을 함께 고민해 봅니다.

47

의사가 제약회사 주식을 가지고 있다면?

모 대학병원 내분비내과 교수 A는 당뇨병 환자들을 전문적으로 치료하고 있습니다. 학회에서 국내 제약회사 B가 최근 당뇨병 신약을 개발했다는 소식을 들은 A는 B 제약회사의 주식 5,000주를 주식시장에서 취득했습니다. 이후 그는 실제 환자들에게 B 제약회사의 당뇨병 신약을 처방하기 시작했습니다.

그렇다면 내분비내과 교수 A의 행동은 문제가 없을까요?

우리 사회는 의료행위를 의사에게 독점시키고 있습니다. 의료 독점이 여러 문제를 야기하지만, 이것이 의료 자유화보다 환자 안전과 진료 수준 유지에 유리하다고 판단하기 때문입니다. 즉, 엄격한 관리하의 독점이 무분별한 개방보다 통제 가능하고 문제가 적다는 것입니다. 이러한 의료 독점 체제가 유지되려면 무엇보다 의사에 대한 사회적 신뢰가 필수적입니다.

이해상충의 개념과 발생 원인

하지만 사회는 여러 이유로 의사에 대하여 신뢰를 하지 않습니다. 의사에 대하여 신뢰하지 못하는 이유 중의 하나가 바로 이해상충(conflict of interest) 때문입니다. 이해상충이란 이해관심사에 대한 전문가적인 판단이 이차적인 원인들에 의해 영향을 받는 상황이나 조건을 말합니다. 상당수의 이해상충이 의사의 사회적인 관계망 때문에 생겨납니다. 예를 들어 의학연구와 환자진료를 하는 의사는 의사-환자(의사는 환자에게 최소의 검사나 치료로 최대의 진료효과를 낼 것을 요구받습니다), 의사-병원(의사는 자신을 고용한 병원으로부터 가능한 많은 진료비를 창출할 것을 요구받습니다), 연구자-스폰서(의사는 임상시험을 할 때 스폰서로부터 가능한 좋은 결과가 나올 것을 요구받습니다), 의사-대학(의사는 대학으로부터 많은 연구논문 실적을 요구받습니다)과 같은 다수의 사회망과 관계에서 의사는 서로 다른 행위와 결과를 요구받기 때문입니다.

이런 이유로 의사의 다양한 사회적 관계는 피할 수 없으며, 이는 의학 발전에 기여하기도 하지만 동시에 이해상충을 야기하기도 합니다. 특히 문제가 되는 것은 의사 개인의 재정적 이득과 관련된 이해상충입니다. 재정적 이해상충도 수준 차이가 있습니다. 가령 의사가 제약회사 주최 강연에서 강의료나 식사 대접을 받는 것은 비교적 경미합니다. 반면 처방 약물 관련 제약회사 주식을 소유하거나, 상당한 자문료를 받거나, 처방 대가로 리베이트를 받는 것은 심각한 이해상충입니다.

이렇게 재정적인 이득과 관련된 이해상충은 그 정도와 상관없이 여러 문제를 발생시킬 수 있습니다. 아무래도 제약회사로부터 식사 접대나 선물을 받는다면 다음날 약물 처방에 어느 정도 영향을 미칠 것입니다. 만약 상당한 금액의 자문료나 리베이트를 받는다면, 혹은 사례와 같이 특정 제약회사의 주식을 가진다면 약물 처방을 할 때 환자의 이익보다 제약회사를 우선적으로 고려할 가능성이 높습니다.

외국의 규제 사례

그렇다면 외국은 어떨까요? 독일이나 일본의 경우 공공병원이나 공공교육기관에 속한 의사는 공무원 신분으로 인정되며 그들에게 뇌물을 주거나 받는 것을 엄중히 다루고 있습니다. 미국의 경우 의사에게 주는 물건이 뇌물로 인정되면 중죄로 5년 이하의 징역에 처해질 수 있습니다. 다만 미국의사협회는 의사윤리강령에 따라 100달러 이하의 선물이나 식사만 허용합니다. 캐나다의사협회는 모든 금품과 선물 수수를 금지합니다. 영국은 환자의 처방, 치료, 의뢰에 영향을 미칠 가능성이 있는 모든 선물이나 초대를 받지 못하도록 규정하고 있습니다. 우리나라의 경우 의사는 제약회사나 의료기기회사로부터 의약품 채택, 처방 유도 등 판매 촉진을 목적으로 제공되는 금전, 물품, 편익, 노무, 향응 그 밖의 경제적 이익을 받는 행위를 금지하고 있습니다. 다만 견본품 제공, 학술대회 지원, 임상시험 지원, 제품 설명회, 대금 결제 조건에 따른 비용 할인, 시판 후 조사 등의 경제적 이익은 제한적으로 허용하고 있습니다. 하지만 의사가 자신과 관련이 있는 제약회사의 주식을 보유하는 것에는 제한이 없습니다.

실제 사례와 유사한 문제가 미국에서 발생하여 소개하면 다음과 같습니다. 미국 시카고대학 의대의 부교수 A는 캘리포니아에 기반을 둔 생명공학기업 B사의 항암 신약 임상시험을 주도한 연구책임자로서 B사의 임상시험 결과 긍정적인 결과가 나온 사실을 미리 알았고, 이러한 임상시험 결과가 발표되기 직전에 B사 주식 8,000주를 비밀리에 매입했습니다. 그리고 긍정적인 임상시험 결과가 발표되자 B사의 주가가 폭등했고 교수 A는 매입가의 4배 가격에 주식을 매도하여 13만 4천 달러의 순익을 남겼습니다. 이와 같은 사실을 확인한 검찰은 내부자 거래 혐의 및 사기 혐의를 적용하여 기소했습니다. 대학은

이 교수를 휴직 처분했습니다.

이해상충의 경계

의사가 사회적 관계망에 존재하는 이상 이해충돌은 피할 수 없으며, 이해충돌 자체가 모두 비윤리적인 것은 아닙니다. 하지만 이해상충 문제를 적절한 방식으로 해결하거나 필요한 조치를 취하지 않으면 의사의 객관성을 심각하게 훼손하는 결과를 초래할 수 있습니다. 다만 어디까지가 이해충돌이고 어디까지는 아닌지 그 범위를 정하는 것이 매우 어렵다는 점입니다. 예를 들어 병원에서 진료비를 많이 벌면 추가적인 성과급을 지급하겠다고 제안을 받았다면 문제가 될까요? 임상시험 후원자로부터 임상시험에서 좋은 결과가 나오면 성과급을 지급하겠다고 제안받았다면 이러한 것도 문제가 될까요? 의사가 자신이 처방하는 약물과 관련이 없는 제약회사 주식을 1천만 원어치 가지고 있다면 문제가 될까요?

48

의대 교수들의 노동조합을 설립한다면?

교수들은 교수협의회를 통해 대학병원에 근로환경 개선을 지속적으로 요구했지만, 병원 경영진은 매번 "현재 경영 사정이 좋지 않으니 조금만 더 기다려 달라"는 대답만 할 뿐이었습니다. 이러한 태도에 분노한 A 의과대학 교수들은 회의실에 모여 의과대학 교수 노동조합을 설립하자는 의견을 내놓기 시작했습니다.

그렇다면 A 의과대학 교수들이 자신들의 권리를 확보하기 위하여 일반 직원처럼 노동조합을 설립해도 문제가 없을까요?

노동조합과 노사협의회의 차이

많은 근로자들은 열악한 근로환경과 낮은 임금으로 고통받습니다. 개별 근로자는 사용자에 비해 힘이 너무 작아 임금이나 근로환경 협상에서 불리할 수밖에 없습니다. 그러나 근로자들이 연합체를 만들어 대응하면 사용자가 함부로 무시하지 못합니다. 대표적인 근로자 연합체로는 노동조합과 노사협의회가 있습니다.

노동조합은 근로자가 주체가 되어 자주적으로 단결하여 근로조건 개선 및 경제적·사회적 지위 향상을 위해 조직된 연합체입니다. 노동조합은 개별 근로자를 대신해 사용자와 임금 및 근로환경에 대해 협상할 수 있고, 파업과 같이 사용자에게 직접적인 영향을 주는 단체행동도 가능합니다. 하지만 노동조합이 없는 사업장도 많이 있습니다. 반면 노사협의회는 근로자와 사용자가 협조하여 근로자의 복지 증진과 기업의 건전한 발전을 도모하기 위해 설립하는 협의기구입니다. 사용자가 주체가 되므로 단체교섭이나 단체행동 권한은 없고, 상시 근로자 30명 이상인 사업장에는 의무적으로 설치되어야 합니다. 또한 노동조합은 사용자로부터 독립적으로 운영되며, 회비로 운영되고 조합 업무 전담자는 원칙적으로 회사로부터 임금을 받을 수 없지만, 노사협의회는 회사가 운영하며 회비가 없고 관련 업무를 하더라도 회사로부터 임금을 받을 수 있습니다.

교수들이 겪는 열악한 근로환경

일부 사람들은 파업 등 단체행동을 불사하는 노동조합에 대해 부정적인 인식을 갖습니다. 대표적인 집단이 바로 의사들입니다. 의사들은 병원에서 교육 수준과 임금이 높고, 의사면허라는 높은 진입장벽으로 인해 직장이동이 자유롭습니다. 또한 다수의 병·의원이 의사 소유이거나 의사가 경영에 참여하는 경우가 많아, 노사 분쟁이 발생하면 종종 사용자를 대변하는 입장에 서기도 합니다. 예컨대 병원 노동조합이 낮은 임금과 열악한 근무환경 개선을 요구하며 단체행동에 나서면, 많은 대학병원 교수들은 "가뜩이나 병원 경영도 어려운데 추가 임금 인상이나 근무환경 개선 요구는 무리이며, 환자들을 외면한 이기적 행동"이라고 비판하곤 했습니다.

그러나 최근 이러한 생각이 변화하고 있습니다. 그 주요 이유는 대학병원에서 근무하는 의과대학 교수들의 열악한 근무환경 때문입니다. 종합병원은 연중무휴, 24시간 운영되기 때문에 교수들은 장시간 근무에 시달립니다. 예를 들어 교통사고를 전담하는 외상외과 전문의, 뇌졸중 환자의 혈관 내 혈전용해술을 맡는 신경외과 전문의, 급성 심근경색 환자의 응급관상동맥 중재술을 담당하는 심장내과 전문의 등은 주중 근무시간은 물론 야간·주말·공휴일 구분 없이 환자가 발생하면 즉시 출근할 준비를 해야 합니다. 야간·심야 진료 후에도 다음날 수술, 시술, 외래 진료를 이어가야 하며, 동시에 연구와 강의 준비,

행정 업무까지 수행해야 합니다.

2006년 청년의사 조사에 따르면 의과대학 교수의 일일 평균 근무 시간은 11시간 54분, 전임의는 13시간 14분이었습니다. 그러나 이러한 초과·연장 근무에 대한 금전적 보상은 거의 이루어지지 않는 것이 병원의 관행입니다. 게다가 대학병원에는 병원 소속으로만 근무하는 임상교수 제도가 있는데, 이들은 대학과 무관하게 병원 필요에 의해 고용되며 정년 보장이 없는 비정규직 근로자입니다. 이들은 매년 계약을 갱신해야 하고, 근로자임에도 불구하고 연장·초과 근무 수당이나 연가 보상비 등 근로기준법상 보장된 기본 권리조차 누리지 못하는 경우가 많습니다. 최근 전공의 집단 사직으로 인해 근무환경은 더욱 악화되어, 일주일에 두세 번 당직을 서는 교수들도 있었습니다.

교수노조 설립 논란과 법원의 판단

이전까지 의과대학 교수들은 교수협의회라는 일종의 노사협의회를 통해 근로환경 개선을 요구했으나 실질적인 변화는 없었습니다. 이로 인해 의대교수들의 불만이 쌓아가고 있었습니다. 그러나 2020년 법 개정으로 대학교수도 노동조합 설립이 가능해졌고, 실제 몇몇 대학병원에서 교수 노동조합이 설립되었습니다. 다만 학생들의 학습권 보장을 위해 교수노조의 파업이나 태업과 같은 단체행동은 허용되지 않습니다.

이러한 의대교수들의 노동조합 설립을 두고 찬반 의견은 갈립니다. 찬성 측은 의대교수들이 높은 임금을 받지만 이들 역시 사용자인 병원의 지휘·감독을 받는 근로자이므로 근로조건과 임금 개선을 위해 노동조합을 설립하는 것은 정당하다고 주장합니다. 반대 측은 의대교수들은 일반 근로자와 달리 높은 신분 보장과 사회적 지위를 갖고, 많은 재량과 자율성이 인정되며 이미 높은 임금을 받습니다. 게다가 상당수가 병원 경영에 참여하고 있는 상황에서 노동조합을 설립한다면 이는 '귀족노조'에 불과하므로 허용되어서는 안 된다고 주장합니다.

2025년 1월 법원은 대학병원 의대교수들이 노동조합을 설립하는 것은 문제가 없으며 사용자인 병원은 노동조합 설립 신고 수리처분에 대해 다툴 수 없다고 판단하였습니다.

대학병원에 근무하는 의대교수들도 임금을 받는 근로자로서 이들의 근로환경을 개선하기 위하여 노동조합을 설립하는 것은 긍정적입니다. 하지만 환자의 입장에서는 의대교수들이 노동조합 활동으로 인한 진료공백이 진료차질로 이어져 환자 안전을 위협할 수 있다는 우려가 있는 것도 사실입니다.

49

의사단체가 소속 의사를 징계할 수 있다면?

내과의원 의사 A는 내시경을 한다고 하면서 여성 환자 B를 수면마취시킨 뒤 성폭행하였습니다. 경찰은 의사 A를 성폭행 혐의로 기소했습니다. 그러나 의사단체가 성폭행 가해자인 의사에 대해 어떠한 제재나 징계를 하지 않자, 대중매체에서 비판이 이어졌습니다. 이에 의사단체는 "회원에 대한 제재나 징계 권한이 없다"며 정부에 징계권을 달라고 요청했습니다.

그렇다면 정부는 의사단체에 의사회원에 대한 징계권을 부여해야 할까요?

전문직과 자율징계권

전문직이란 직업 수행에 있어 전문적인 지식과 기술이 요구되는 직업군을 말합니다. 전문직은 국가나 사회에 반드시 필요한 필수 업무를 담당하기 때문에, 국가는 면허제도를 통해 일정한 자격을 갖춘 자에게만 업무를 허용합니다. 그와 동시에 일반인보다 더 높은 윤리의식을 요구하고, 이를 어겼을 때는 더 강한 처벌을 받도록 하고 있습니다. 하지만 국가가 모든 전문가를 직접 관리·통제하는 것은 쉽지 않기 때문에, 대안으로 전문직 단체에 자율징계권을 부여해야 하는지에 대한 논란이 있습니다.

자율징계권이란 전문직 단체가 회원의 비윤리적이거나 불법적인 행위에 대해 자체적으로 규제와 감독권을 행사하는 것을 말합니다. 대표적인 사례가 변호사협회입니다. 변호사협회는 회원이 변호사 윤리를 위반하거나 불법 행위를 하면 견책, 과태료 부과 같은 경징계는 물론, 정직이나 제명과 같은 중징계도 내릴 수 있습니다. 반면 의사단체인 의사협회에는 이러한 자율징계권이 없습니다. 그렇다면 의사협회에도 변호사협회처럼 자율징계권을 부여해야 할까요?

자율징계권 필요성에 대한 찬성 의견

의사단체가 자율징계권을 가져야 한다는 입장에서는, 의사와 같은 전문직은 이윤보다 사람의 생명을 우선적으로 보호해야 하므로 더 높은 윤리의식이 필요하다고 말합니다. 그러나 의사들의 비윤리적·불법적 행위는 전문적인 특성 때문에 일반인이 판단하기 어려우며, 정부의 획일적인 규제는 행정 부담을 늘리고 사각지대를 만들 수 있습니다. 반면 전문직 단체는 이러한 문제를 더 쉽게 파악할 수 있습니다. 따라서 의사협회가 자율징계권을 가지면 회원의 비윤리적 행위에 대해 적절히 통제할 수 있고, 정부의 부담도 줄일 수 있다는 주장입니다. 나아가 자율징계권은 전문직 종사자의 자율성과 공익성을 확보하고, 국가와 사회의 과도한 간섭으로부터 전문직의 업무를 보호하고, 잘못된 업무 수행으로부터 사회를 지키는 기능도 할 수 있다는 것입니다.

자율징계권에 대한 반대 의견과 사회적 신뢰의 문제

그러나 의사단체의 자율징계권 도입에 반대하는 목소리도 큽니다. 첫째, 의사협회는 정관상 회원 징계 규정이 있음에도 실제로 비윤리적·파렴치한 의사를 징계한 사례가 거의 없습니다. 반면 변호사협회는 자율징계권을 가지기 전부터 꾸준히 자체 징계를 해왔고, 이후에는 더욱 활발히 징계를 행사했습니다. 2015~2018년 사이 변호사 징계 541건 중 과태료 14.8%, 정직 16.6%, 제명 0.7%가 내려지는 등 중징계도 적지 않았습니다.

둘째, 의사회원의 징계를 담당하는 위원회는 공정성과 투명성을 확보하기 위해 의사 외에도 환자, 정부, 교육자 등 다양한 사회 구성원의 참여가 필요합니다. 그러나 의사단체가 이를 적극적으로 수용할지는 의문입니다. 영국의 경우 의사 징계위원회 12명 중 6명은 의사, 나머지는 환자·정부 관계자·교육자 등으로 구성됩니다.

셋째, 의사단체가 징계권을 주장하는 배경이 실제로는 회비 납부율을 높이려는 목적이라는 의혹도 있습니다. 변호사협회의 경우 등록하지 않으면 소송에 참여할 수 없고, 회비 체납 시 각종 서비스 제공을 중단하는 등 강력한 회비 징수 제도를 운영해 납부율이 90%를 넘습니다. 그러나 의사의 경우 개원 시 의사협회 등록이 필수가 아니며, 봉직의로 근무할 때는 아예 필요조차 없습니다. 실제로 대한의사협회의 2015년 회비 납부율은 59.9%로 매우 낮았습니다.

넷째, 전문가단체가 자율징계권을 가지려면 사회적 신뢰를 바탕으로 강력한 자율규제를 수행할 수 있어야 합니다. 그러나 의사협회는 사회의 공익을 우선하는 단체라기보다 의사들의 기득권을 지키는 이익단체로 인식되는 경우가 많습니다. 변호사협회는 법률서비스 제공뿐 아니라 사회적 책임을 다해야 한다는 공익적 의무가 법제화되어 있어, 연간 20시간 이상 공익활동을 해야 합니다. 반면 의사들에게는 이러한 공익활동 의무가 없습니다. 또한 의사단체에 자율징계권을 부여하는 것은 일종의 혜택이므로, 사회의 충분한 신뢰가 전제되어야 합니다. 그러나 최근 전공의 집단사직이나 의사 파업에서 드러난 의사협회의 행보는 사회의 이익을 대변하기보다는 회원들의 권리를 보호하는 데 더 무게를 두고 있음을 보여주었습니다. 이러한 상황에서 사회가 의사협회에 추가적인 권한을 부여하는 데 거부감을 가지는 것은 자연스러운 일입니다. 자율징계권이 회원 통제 수단으로 작동해 사회와 의사의 이해가 충돌할 경우, 사회의 이익보다 의사의 이익을 우선할 가능성이 높기 때문입니다.

외국의 경우 실제 의사단체나 혹은 순수 민간단체로 의사회원에 대한 자율징계권을 가지는 경우가 많습니다. 미국과 영국, 싱가포르 등 선진국들은 독립 면허관리기구를 통해 의료인의 면허 발급부터 갱신, 징계까지 전 과정을 관리하고 있습니다.

하지만 이러한 나라들의 특징은 의사단체들이 공중으로부터 많은 신뢰를 받는다는 것입니다. 이에 비하여 우리나라는 많은 신뢰를 받지 못하고 있는 것 같습니다. 실제 세계보건기구(WHO)가 발표한 바에 따르면 전세계 의사에 대한 환자의 신뢰도 평균이 58%이었지만 우리나라는 38%로 보고된 바 있습니다. 의사협회에 대한 신뢰도도 이와 다르지 않습니다. 이러한 상황에서 자율징계권이라는 특권을 의사단체에 주는 것에 많은 사람들이 부정적인 것이 사실입니다. 하지만 의사단체는 이러한 자율징계권이 있어야 신뢰를 회복할 수 있다고 주장합니다.

그렇다면 어떤 것이 우선되어야 할까요?

50

제약회사가 의료 관련 학회를 후원해도 될까요?

의과대학 교수 A는 학회 B의 이사장입니다. B는 올해 추계학회를 준비하고 있습니다. 추계학회는 서울에 있는 5성급 호텔에서 3일간 개최될 예정으로 준비하는 데 많은 비용이 듭니다. 이에 A는 제약회사 C, D, E를 만나 후원을 요청하였고, 세 회사는 각각 1억 원을 후원했습니다. 학회 B는 1억 원을 후원한 제약회사 C, D, E를 '다이아몬드 후원사'로 지정하고 학회장 곳곳에 광고판을 설치했으며, 참가자 이름표의 끈에는 C사의 로고, 무료로 제공된 가방에는 D사의 로고, 학회 책자에는 E사의 로고가 붙어 있었습니다. 또한 학회 참가자들에게는 등록비를 파격적으로 1만 원만 받았습니다.

그렇다면 이사장 A의 행동에는 문제가 없을까요?

스포츠 후원에서 보는 기업과 단체의 관계

스포츠와 기업의 협업은 낯선 일이 아닙니다. 선수들의 유니폼이나 신발은 물론 경기장 곳곳에서 후원사의 광고판을 쉽게 볼 수 있습니다. 스포츠가 이미지 개선과 매출 확대에 효과적이라는 것이 증명되면서 올림픽, 월드컵은 물론 국내 프로야구나 프로축구에도 기업들은 막대한 자금을 후원하고 있습니다. 이렇게 후원된 자금으로 스포츠 단체와 스타 선수들은 큰 수익을 얻고 있습니다. 하지만 아이러니하게도, 후원사의 정책과 다른 의견을 내는 선수들은 해당 단체로부터 징계나 주의를 받는 경우도 있었습니다. 예를 들어, 유로 2020에서 포르투갈 대표팀 주장 크리스티아누 호날두는 기자회견장에서 공식 후원사 코카콜라 두 병을 치우고 생수병을 들어 "아구아(agua, 물)"라고 말했습니다. 프랑스 대표팀의 미드필더 폴 포그바 역시 기자회견장에서 공식 후원사 하이네켄 맥주병을 치웠습니다. 이러한 일이 반복되자 유럽축구연맹은 호날두에 대해 징계를 시사하며 각국 선수단에 공식 기자회견장에서 후원사의 음료수를 치우지 말라고 요청하기까지 했습니다.

의학회와 후원의 상업화

이러한 관계는 의료계도 예외가 아닙니다. 의사들은 여러 의학회를 만들어 운영하고 있습니다. 의학회란 해당 의학 분야의 전문가들이 모여 최신 지식을 공유하고 의학 분야의 발전을 위해 활동하는 단체입니다. 이러한 의학회들은 일 년에 한두 번 회원들을 대상으로 학회를 개최합니다.

문제는 학회를 열려면 많은 의사들이 참석할 수 있는 장소를 확보해야 하고, 참가자들에게 제공할 음식이나 프로그램 책자, 강의료 등을 마련하기 위해 막대한 자금이 필요합니다. 물론 의학회는 회원들로부터 회비를 받고, 학회 참가자들로부터 참가비를 받습니다. 그러나 회비나 참가비만으로는 학회 운영 비용을 충당하기 어렵기 때문에 관련 제약회사나 의료기기 회사의 후원을 받게 됩니다.

이렇게 학회를 개최하는데 필요한 비용이 점점 늘어나면서, 후원금을 확보하기 위해 고안된 방식들이 스포츠 후원과 유사하게 지나치게 상업화되었다는 지적이 있습니다. 예를 들어, 후원액 규모에 따라 제약회사나 기기회사를 '골드', '다이아몬드', '플래티넘' 등으로 등급을 나누고, 학회장에는 후원사의 플래카드를 게시합니다. 또 이름표 끈에는 제약회사의 이름이나 약품명이 인쇄되고, 학회 참가자들에게 제공되는 가방에도 제약회사나 기기 회사의 로고가 새겨집니다. 프로그램 책자에는 약품이나 기기 관련 광고가 실리며, 탁월한 연구 성과를 보인 연구자들에게 수여되는 상에도 유로 2020과 마찬가지로 주요 공식 후원사의 이름이 들어가곤 합니다. 점심시간에는 후원사 지원으로 도시락이 무료로 제공되지만, 그 대가로 제약사나 기기 회사에 유리한 연구결과를 들어야 하는 경우도 있습니다.

후원에 대한 찬반 논쟁과 공정성 문제

올림픽, 월드컵과 같은 전세계적인 스포츠 이벤트나 국내 프로야구나 프로축구에 기업들이 막대한 자금을 후원하는 것에 대하여 이의를 제기하는 사람은 거의 없습니다. 하지만 의학회에 제약회사나 의료기기회사의 후원은 그렇지 않은 것 같습니다.

이렇게 좋지 않은 인식을 가지는 이유는 우선 제약사와 기기 회사의 후원은 단순한 이미지 제고가 아니라 매출 확대라는 직접적 목적이 크며, 이로 인해 환자에게 최선의 치료가 제공되지 않을 우려가 있기 때문입니다. 또한 후원을 통해 의학회 이사진 구성에 직·간접적 영향을 미칠 수 있으며, 비우호적 인사가 선출되면 후원을 중단하는 방식으로 압력을 행사할 수 있다는 것입니다. 또한 거액 후원을 받게 되면 특정 약물이나 기기에 불리한 연구결과를 발표하지 못하거나 최소한 공론화되지 못하게 막을 수 있다는 우려도 있습니다.

하지만 의료 관련 회사의 후원을 찬성하는 사람들도 있습니다. 이들은 첫째, 전국 단위 학회를 운영하는 데에는 막대한 비용이 드는데 후원 없이 회원 회비와 등록비만으로는 불가능하므로 현실적으로 필요하다고 말합니다. 둘째, 제약사 후원이 윤리적 논란을 일으킬 수 있으나 의학연구 활성화와 최신 지식 공유라는 학회의 중요성을 고려하면 불가피하다는 주장입니다. 셋째, 의사는 이미 전문가이므로 제약사 광고에 직접적 영향을 크게 받지 않기 때문에 문제가 되지 않는다는 의견도 있습니다.

현재 국내 학술대회의 경우 학회 참가자들로부터 받는 등록비나 참가비 및 해당 학술대회 주관 기관·단체 회원 회비 등 자기부담으로 충당하는 경비 비율이 30%입니다. 즉 학회와 회원 등록비가 전체 지출의 30%는 되어야 한다는 것입니다. 하지만 국제 학술대회의 경우 10%입니다. 이러한 이유로 국제 학술대회가 난립되었다는 비판이 있습니다.

학회를 개최하는데 많은 비용이 드는 것은 사실입니다. 하지만 이러한 비용을 줄이기 위하여 학회가 얼마나 노력했는지도 중요한 것 같습니다. 그리고 부족한 비용을 관련업체에 후원을 요청한다면 논란은 줄어들 것입니다.

51

우리나라에 영리병원이 생긴다면?

지자체 A는 외국인 환자를 유치하고 의료관광 산업을 활성화하기 위하여 국내 최초로 외국인을 대상으로 하는 영리병원 B의 설립을 허용했습니다. 그러나 영리병원 B는 외국인 진료만으로는 수익성이 낮아 운영이 어렵다는 항의를 지속적으로 하였고, 결국 지자체 A는 영리병원 B의 내국인 진료도 허용하였습니다.

그렇다면 지자체 A가 영리병원을 허용하면서 외국인 진료는 물론 내국인 진료도 허용하는 것은 문제가 없을까요?

한국 의료제도의 특수성

우리나라에 있는 병원급 의료기관의 90%는 민간이 설립하였고, 약 5.7%(병상 수 10%)만이 국가나 공공기관에서 설립한 국공립 의료기관입니다. 이에 비하여 경제협력개발기구(OECD) 회원국의 평균 공공병상 수는 71%이고, 민간병원 비율이 높은 일본과 미국도 각각 26%, 25%입니다. 우리나라에 민간이 설립한 병원이 유난히 많은 이유는 일제강점기와 한국전쟁을 거치면서 정부가 병원을 설립할 충분한 재정적 여력이 없었기 때문입니다.

이처럼 민간 의료기관이 대다수인 우리나라에서는 의료의 공공성을 유지하기 위하여 다른 나라보다 매우 강력한 규제를 시행하고 있습니다. 대표적으로 내국인은 물론 적법한 절차를 거쳐 입국한 외국인도 모두 국민건강보험에 가입하여야 합니다. 건강보험료는 질병으로 치료받을 가능성이 아니라 소득이나 재산에 따라 책정됩니다. 의료기관은 국민건강보험에 가입한 환자의 진료를 거절할 수 없습니다. 또한 진료비나 검사비도 국민건강보험에서 정한 비용만 받을 수 있으며, 의료비 청구가 과잉 진료라고 평가되면 삭감하는 방식으로 진료비 증가를 억제합니다. 또한 의사는 한 개의 병의원만 운영할 수 있습니다.

이와 함께 단일 건강보험이라는 독점적 지위를 활용해 제약회사나 의료기기 회사에 낮은 가격으로 공급하도록 협상하고, 비용효과성을 검토하는 건강보험 등재 방식을 통해 의료비 지출을 최대한 통제하고 있습니다. 더불어 의사·한의사·치과의사와 같은 의료인과 정부나 학교와 같은 비영리법인만 병원을 설립할 수 있도록 제한하여, 비의료인의 이익 추구를 목적으로 한 의료시장 진입을 금지하고 있습니다. 마지막으로 병원을 운영하면서 발생한 수익은 병원에 재투자하거나 직원들의 임금·복지에만 사용할 수 있습니다. 즉, 영리를 추구할 수 없습니다.

이러한 강력한 규제로 인해 병원급 의료기관의 90% 이상이 민간 의료기관임에도 불구하고 의료의 공공성이 상대적으로 잘 유지되고 있습니다. 반면 일본을 제외한 다른 나라의 민간 의료기관은 진료비나 진료대상에서 국가의 통제를 거의 받지 않습니다. 이런 점에서 우리나라의 민간 의료기관은 실질적인 의미의 민간 의료기관이라고 하기는 어렵습니다.

의료민영화 논쟁과 영리병원

이러한 정부 규제로 우리 국민은 낮은 보험료와 의료비로도 높은 수준의 의료 접근성을 누리고 있습니다. 예를 들어 2019년 기준 각국의 소득 대비 보험료 부담액은 독일 14.6%, 일본 10%, 벨기에 7.35%, 오스트리아 7.65%였지만, 한국은 직장가입자의 경우 6.46%로 낮았습니다. 그러나 OECD 평균 외래 이용 횟수가 6.8회인 것과 비교할 때 한국은 16.6회, 평균 재원일수가 8.1일인 것과 비교할 때 한국은 18.5일로 거의 세계 최고 수준의 의료 접근성을 보장하고 있습니다. 코로나19 대유행 국면에서도 이러한 제도의 우수성이 다시 확인되었습니다.

하지만 강화된 규제는 의료 서비스의 평균화와 획일화라는 단점을 낳았습니다. 같은 의료행위에 동일한 보험 수가를 적용하기 때문에, 더 나은 치료를 받고자 하는 환자의 욕구를 충족시키지 못한다는 지적이 있습니다. 이로 인해 의료 민영화를 일정 부분 허용해야 한다는 주장이 제기됩니다. 의료 민영화란 국가의 엄격한 통제를 완화하는 것으로, 대표적인 방안 중 하나가 바로 영리병원의 허용입니다.

영리(營利)란 재산상의 이익을 추구한다는 뜻으로, 의료법상 영리병원이란 의사가 아닌 사람들이 주식 발행 등 투자자를 통해 자본을 모아 병원을 설립하고, 병원을 운영해 얻은 수익을 투자자에게 배분하는 병원을 의미합니다. 영리병원은 국민건강보험의 통제를 받지 않기 때문에 진료비를 병원이 자율적으로 정할 수 있으며, 환자들은 건강보험급여를 받지 못합니다.

영리병원 허용 논거

그렇다면 영리병원은 허용되어야 할까요? 영리병원을 찬성하는 사람들의 의견을 들어보면 다음과 같습니다.

첫째, 현재 국민건강보험의 고질적인 낮은 수가와 행위별 수가제로 인해 과잉 진료와 진료비 부당청구 같은 사회적 문제가 발생하고 있는데, 영리병원을 허용한다면 과잉 진료나 진료비 부당청구를 막을 수 있다는 것입니다.

둘째, 우리나라 의료기관들은 비영리기관임에도 불구하고 운영 과정에서 발생한 이익을 자회사로 넘기거나 비용 처리 등을 통해 투자비용을 회수하고 이익의 상당 부분을 가져가는 등 영리기관과 다르지 않은 경영태도를 보이고 있다는 것은 공공연한 비밀입니다. 이러한 현실을 인정하고 영리병원을 합법화하여 발생한 이익에 대해 적절한 세금을 내도록 한다면 오히려 합리적인 경영에 도움이 될 수 있습니다.

셋째, 병원 서비스의 질적 차이를 인정하지 않고 동일한 수가를 적용하는 현재의 정책은 많은 비영리병원이 제도에 안주하여 서비스 질 향상을 외면하게 만들었습니다. 그러나 영리병원은 경쟁에서 살아남기 위해 양질의 의료서비스를 제공하려 노력할 것이고, '메기 효과'로 인해 비영리병원과의 자율경쟁을 촉진할 수 있습니다. 또한 현재 의료기관은 의사만이 경영에 참여할 수 있는데, 의사들은 대체로 경영지식이 부족합니다. 반면 영리병원은 전문경영인을 통해 회계의 투명성과 운영 효율성을 높일 수 있습니다.

넷째, 영리병원은 생명보험회사와 협업하여 다양한 민간보험 상품을 개발하여 환자의 의료비 부담을 줄일 수 있으며, 시장 활성화와 경제 성장에도 기여할 수 있습니다. 또한 이익 극대화를 추구하는 일부 병원은 고급화·차별화를 전략으로 내세우겠지만, 반대로 비영리 병원보다 진료비를 낮게 책정해 박리다매식 수익전략을 추구하는 병원도 등장할 수 있습니다.

다섯째, 영리법인이라고 해서 무제한의 자율을 줄 필요는 없습니다. 필수의료에 대해서는 의료수가 자율성을 제한하고, 성형이나 미용 등 일부 과목에만 영리를 허용하는 방식으로 규제한다면 과도한 수익 추구를 막을 수 있습니다.

마지막으로, 우리 사회는 급격한 고령화와 저출산으로 제조업 투자 감소, 자산거품 등 새로운 문제를 겪고 있습니다. 이때 잉여자본을 영리병원에 투자할 수 있게 한다면 경제 효과와 고용 창출에 기여할 수 있습니다.

영리병원 반대 논거

반면 영리병원 허용을 반대하는 주장도 만만치 않습니다.

첫째, 영리병원은 의료서비스를 상업화시켜 질병 치료라는 고유 목적을 훼손할 수 있고, 이익 극대화 전략으로 인해 저소득층보다 고소득층에 서비스를 집중할 가능성이 큽니다.

둘째, 영리병원이 차별화된 서비스로 시장에 진입하고 점유율을 확보한 뒤에는 진료비를 급격히 높일 수 있다는 우려가 있습니다.

셋째, 외국 사례를 보면 많은 영리병원이 새로운 병원을 세우기보다는 운영이 잘 되지 않는 비영리병원을 인수해 리모델링하고, 인력 구조조정을 통해 인건비를 줄이는 방식으로 이익을 추구합니다. 실제 독일에서는 영리병원이 증가하면서 아웃소싱 확대, 저임금 계약직 채용이 늘어 고용의 질이 악화되는 결과가 나타났습니다.

넷째, 영리병원은 수익성 극대화를 위해 산부인과·흉부외과·응급실처럼 필수적이지만 수익성이 낮은 과는 축소하거나 없애고, 반대로 수익성이 높은 비급여 과목에 집중할 가능성이 있습니다. 이는 진료과목 불균형과 의료 양극화를 심화시킬 수 있습니다.

마지막으로, 우리나라의 경우 이미 90% 이상이 민간병원입니다. 이런 상황에서 영리병원의 수익성 전략이 비영리병원에도 확산되면, 과잉 진료와 부당청구가 더욱 만연될 가능성이 있습니다.

우리나라에서 영리병원 사례와 법원의 판단

2015년 정부는 제주헬스케어타운 내에 국내 최초로 영리병원설립을 승인하였고 2017년 개원 준비를 마쳤습니다. 이 병원은 경제자유구역법이 적용되는 제주도에 건립하였기 때문에 외국인과 내국인을 모두 진료할 수 있었습니다. 하지만 많은 진보사회단체들이 영리병원을 허용한다면 우리나라 의료의 공공성이 훼손되고 의료민영화의 시발점이 될 것이라는 이유로 영업을 허가하지 말도록 정치권 및 정부에 많은 압력을 가하였고 결국 제주도는 내국인 진료를 금하고 외국인 진료만 허용하는 조건부 개설 허가를 하였습니다. 이와 같은 제주도의 결정에 반발한 병원은 폐업 신고와 함께 소송을 제기하였습니다. 2023년 법원은 제주도가 내국인 진료를 제한한 조건을 달아 병원 개설을 허가한 것은 제주특별법에 따른 재량행위로 위법하지 않다고 판단했습니다.

많은 사람들의 영리병원에 대한 우려는 타당합니다. 그렇지만 획일화 및 평준화되어 있는 우리나라 의료가 문제가 있는 것도 사실입니다. 이로 인해 많은 사람들이 고품질의 치료를 받기 위하여 해외로 나가고 있습니다. 의료의 공공성을 훼손하지 않으면서 동시에 사람들의 다양한 욕구를 만족시킬 수 있는 방법은 없을까요?

52

의사가 진료 수익에 따른 성과급을 받는다면?

의사 A는 대학병원에서 심장내과 교수로 근무하고 있습니다. 월급은 일반병원에서 받는 월급에 비해 한참 미치지 못하지만, 학생들을 가르치며 교수라는 명예에 만족하며 열심히 일하고 있습니다. 어느 날 그가 속한 대학병원에서 진료 성과에 따른 성과급 제도를 도입한다고 발표하면서, 진료에 따른 총매출액을 기준으로 지급하겠다고 밝혔습니다.

그렇다면 이러한 진료 성과에 따른 성과급 제도는 문제가 없을까요?

연공서열형 임금과 성과급 제도의 등장

임금이란 사용자가 근로자에게 근로의 대가로 정기적이고 규칙적으로 지급하는 금품을 말합니다. 대부분의 국공립병원은 물론 대학병원도 근무 연수에 따라 임금이 오르는, 소위 연공서열형 임금체계로 운영되고 있습니다. 이러한 체계는 안정적인 직장생활을 보장하고 장기적인 충성심을 유도하는 장점이 있지만, 직무 능력이나 업무 성과와 상관없이 근속연수에 따라 임금이 정해지기 때문에 같은 일을 하더라도 연수에 따라 임금이 달라집니다. 병원 입장에서는 시간이 갈수록 인건비 부담이 커져 장기적으로 경쟁력을 떨어뜨리는 요인이 되기도 합니다. 또한 뛰어난 성과를 내더라도 연차가 낮다는 이유로 낮은 임금을 받는 젊은 의사들은 불만을 가지고 병원을 떠나기도 합니다.

연공서열형 임금체계의 문제점을 보완하기 위해 도입된 것이 바로 진료 성과에 따라 임금에 차등을 두는 성과급(인센티브) 제도입니다. 현재 의원급 의료기관은 물론 대학병원과 국공립병원들도 의사에게 성과급 제도를 운영하고 있습니다. 한 연구에 따르면 1995년 성과급 제도를 도입한 병원은 전체의 25%에 불과했으나, 2011년에는 공공병원의 94.4%, 민간병원의 70%가 성과급을 운영하고 있었습니다. 대학병원 역시 예외가 아니어서, 2011년 당시 대학병원의 85%가 진료 성과급 제도를 시행했으며 국립대학병원도 마찬가지였습니다. 지금은 거의 모든 대학병원과 국공립병원에서 성과급 제도를 운영하고 있다고 해도 과언이 아닙니다. 국가유공자를 대상으로 하는 대표적인 국공립병원인 보훈병원도 2016년부터 성과급 제도를 도입했습니다.

이처럼 사립병원은 물론 국공립병원까지 성과급 제도를 운영하게 된 배경에는 공공기관의 고비용·저효율을 극복하려는 정부의 노력뿐 아니라 턱없이 낮은 건강보험 수가도 중요한 요인으로 작용했다고 볼 수 있습니다.

진료 수익에 따른 성과급 제도의 필요성과 기대 효과

그렇다면 병원들이 성과급 제도를 도입하는 이유는 무엇일까요? 성과급 제도는 여러 장점을 가지고 있기 때문입니다.

첫째, 연공서열형 임금체계만으로는 우수한 의사를 확보하기 어렵고, 어렵게 확보한 인재를 지속적으로 유지하기도 힘듭니다.

둘째, 성과급 제도는 진료를 많이 할수록 더 높은 보상을 받을 수 있기 때문에 의사들이 더 열심히 일하게 하고, 병원의 수익을 높일 수 있습니다.

셋째, 성과급 제도의 도입은 낮은 건강보험 수가로는 병원을 유지하기 어렵다는 점을 반증합니다. 즉, 낮은 수가로 인해 생산성과 경영 효율성을 극대화하지 않으면 살아남기 어렵다는 위기의식이 성과급 제도를 도입하게 만든 것입니다.

넷째, 이상적으로는 의사의 진료의 질을 기준으로 성과급을 주는 것이 좋겠지만 객관적으로 평가하기 어렵다는 문제가 있습니다. 이에 비하여 진료 수익은 상대적으로 평가하기 쉽고 병원 수익에 직접적으로 도움을 주기 때문입니다.

성과급 제도의 우려와 문제점

하지만 의사에게 성과급 제도를 운영하는 것에 대한 우려도 많습니다.

첫째, 진료의 질이 아닌 진료 수익을 기준으로 하는 성과급 제도는 과잉 진료를 유발할 수 있습니다. 의료 영역은 전문 지식을 가진 의사가 독점적 지위를 이용해 서비스의 종류와 양을 결정하기 때문에, 성과급이 도입되면 검사를 늘리거나 치료를 과도하게 시행하는 방식으로 이익을 추구할 가능성이 높습니다. 특히 우리나라는 행위별 수가제를 채택하고 있어 방문 횟수를 늘리거나 불필요한 검사·행위를 추가하는 방식으로 수익을 쉽게 증가시킬 수 있습니다. 환자들 또한 실손보험에 가입한 경우가 많아 이러한 과잉 진료에 저항하지 않는 경우가 많습니다.

둘째, 성과급 제도는 의사들 사이의 소득 격차를 발생시켜 팀워크와 협력을 해치고 갈등을 유발할 수 있습니다. 상당수 병원은 성과급

총액을 정해놓고 '제로섬(zero-sum)' 방식으로 운영하기 때문에, 소수의 성과를 위해 다수가 희생되는 결과를 낳을 수 있습니다.

셋째, 성과급 제도는 생존율·완치율 같은 질적 향상보다는 단순한 수익에만 몰두하게 만들 위험이 있습니다. 이 과정에서 의사는 이미 검증된 저가 검사보다 검증되지 않은 고가 검사를 우선 고려하는 등 부작용이 생길 수 있습니다.

넷째, 병원 경영진은 성과급을 이용해 의사들이 환자의 이익보다 병원의 경제적 이익을 우선하도록 유도하거나, 내부 반대 세력을 제압하는 수단으로 활용할 수도 있습니다. 실제 일부 병원은 의료진의 진료 실적을 공개하여 의사 간 경쟁과 압박을 유도하기도 합니다.

마지막으로, 의사는 사회적으로 인정과 존경을 받는 직업으로서 진료행위 자체에서 보람을 느끼는 경우가 많습니다. 그러나 성과급 제도는 이러한 내적 동기를 약화시킬 우려가 있습니다.

성과급 제도의 효과는?

그렇다면 성과급 제도는 병원 수익을 높이는 데 실제로 효과가 있을까요? 우리나라에서 의사 성과급 제도의 효과에 대한 연구는 거의 없습니다. 다만 언론 보도에 따르면, 서울대학교병원의 경우 성과급 제도가 도입된 2014년 환자 수는 전년 대비 1.1% 줄었지만 1인당 의료 매출은 6.4% 증가했습니다(2013년 증가율 2.5%). 외래 부문도 환자 수는 1.9% 늘었지만 1인당 의료 매출은 4.8% 증가했습니다(2013년 1.7%).*

참고로 많은 선진국도 의사에 대한 성과급 제도를 도입하고 있습니다. 그러나 부작용을 막기 위해 과잉 진료를 하면 퇴출당할 수 있다는 서약을 받거나, 프랑스처럼 아예 성과급을 법으로 금지하는 등 감시·제어 장치를 마련해 운영하고 있습니다.

* 국립대병원 '의사성과급제'는 성과연봉제'의 다른 이름? 쿠키뉴스. 2017.6.2.

53

종합병원에서는 고혈압 환자가 약값을 더 내야 하나요?

의원이나 대학병원에서 진료를 받고 약을 처방받으면 약값의 약 30%를 환자가 부담합니다. 정부는 동네의원에서도 치료를 받을 수 있는 질환을 '경증'으로 정의하고, 환자가 경증질환으로 대학병원에서 진료를 받는 경우 약값의 40~50%를 환자가 부담하도록 하는 약제비 본인부담 차등제를 시행하도록 하였습니다.

과연 이러한 제도는 합리적일까요? 효과가 있을까요?

경증환자의 대형병원 쏠림, 왜 문제일까?

자유민주주의·시장경제를 기반으로 하는 국가에서 특정 분야나 부분에 선호가 집중되는 현상은 자연스러운 일이라고 할 수 있습니다. 특히 자신과 가족의 건강과 관련해서는 이러한 현상이 더 심해집니다.

원칙적으로 대형 종합병원이나 대학병원은 의과대학생과 의사를 교육하는 교육기관이자, 중증이나 응급 환자를 진료하기 위해 막대한 자본을 들여 설립된 의료기관입니다. 이들 병원은 고가의 진단기기와 치료기기를 보유하고 최고의 전문가를 고용하여 환자를 진료합니다. 문제는 최근 고혈압, 당뇨, 고지혈증 등 경증질환 환자들까지 대형 종합병원이나 대학병원으로 몰리면서 사회적 문제가 되고 있다는 점입니다.

그렇다면 이렇게 경증환자들이 대형 종합병원이나 대학병원으로 몰리는 현상이 왜 문제가 될까요?

첫째, 불필요한 중복검사나 과도한 검사로 인해 자원이 낭비되고, 환자 개인뿐 아니라 건강보험에도 큰 부담이 됩니다.

둘째, 쏠림 현상으로 인해 긴급하고 중증인 환자들이 제때 적절한 의료서비스를 받지 못할 수 있습니다.

셋째, 비정상적인 의료 관행을 부추깁니다. 예를 들어 입원 대기시간을 줄이기 위해 건강보험 적용이 안 되는 1인실을 이용하게 되거나, 외래·입원을 위해 인맥을 활용하는 등 의료 접근의 공정성이 훼손됩니다.

이러한 쏠림 현상이 발생하는 이유는 무엇일까요?

첫째, 대형 종합병원이나 대학병원 교수들은 미디어에 자주 등장하는 '명의'로 알려져 있습니다. 많은 환자들이 명의에게 진료받기를 원합니다.

둘째, 진료비는 상대적으로 비싸지만 실손보험 덕분에 환자 부담은 크지 않습니다.

셋째, 제도적으로는 상급종합병원 진료를 위해 의원이나 종합병원에서 발급받는 의뢰서가 필요합니다. 하지만 실제로는 환자가 근처 의원에 가서 의뢰서를 요구하면 손쉽게 발급받을 수 있어, 장벽은 사실상 무력화되어 있습니다.

외국은 어떻게 해결할까?

외국환자들도 대형병원에서 진료받고 싶어합니다. 그렇다면 외국은 대형병원 쏠림을 막기 위해 어떻게 할까요? 핵심은 주치의 제도와 진료비 차등입니다.

첫째, 정부나 보험자가 국민 개개인에게 주치의를 강제로 지정합니다. 주치의는 가정의학과 전문의, 내과의사 또는 일반의로서 환자의 1차 진료를 담당하고, 스스로 치료할 수 없는 경우에만 의뢰서를 발급하여 상급병원 진료를 허용합니다. 환자는 주치의가 마음에 안 들어도 바꿀 수 없습니다. 주치의는 환자를 상급병원에 얼마나 적게 의뢰했는지에 따라 성과급을 받습니다. 즉, 주치의는 환자의 의료 접근성은 보장하되 상급병원 진료를 막는 게이트키퍼 역할도 수행합니다.

둘째, 진료비입니다. 미국의 경우 대형 종합병원 진료비는 동네의원보다 적게는 5배, 많게는 10배 이상 비쌉니다. 검사비는 더 높습니다. 실손보험도 없습니다. 이런 상황에서 환자가 단순 고혈압이나 당뇨 같은 경증질환으로 대학병원을 방문하는 일은 상상하기 어렵습니다.

약제비 본인부담 차등제의 효과와 한계

우리나라의 경우 주치의 제도가 없고, 진료비 차이도 크지 않으며 실손보험까지 있어 비용 장벽은 거의 없습니다. 이런 상황에서 정부가 경증환자의 대형병원 이용을 막기 위해 도입한 것이 바로 약제비 본인부담 차등제입니다. 감기, 당뇨, 고혈압, 고지혈증 등 동네병원에서도 치료 가능한 질환을 경증질환으로 정하고, 이 환자가 상급종합병원에 가면 약제비의 40~50%를 본인이 부담하도록 한 것입니다. 또한 대학병원에 대해 경증환자 비율이 높으면 상급종합병원 지원이나 재지정에서 불이익을 주는 방식으로, 병원도 경증환자를 동네의원으로 돌리도록 압박하고 있습니다.

그렇다면 이러한 약제비 본인부담 차등제가 정말로 대형병원 쏠림 현상을 해결하는 데 도움이 될까요? 회의적인 의견도 많습니다.

첫째, 비용도 비싸고 대기시간도 긴 대형 종합병원이나 대학병원으로 가는 가장 큰 이유는 동네 의원의 의료서비스에 대한 불신과 불만 때문입니다. 하지만 단순히 약제비 부담이 약간 증가한다고 해서 동네 의원을 이용하지는 않을 것이라는 것입니다. 환자들은 의사와 신뢰관계를 형성하면서 지속적 관리와 인격적 진료 등 주치의와 같은 의사를 원하지만, 집 근처 동네 의원들은 거의 모두 특정과 전문의들로서 이러한 관계를 맺는 경우가 매우 드뭅니다. 전문성도 대형 종합병원이나 대학병원에 비해 현저히 떨어집니다. 자신의 건강은 무엇과도 바꿀 수 없는 환자의 입장에서는, 의사와 상호 신뢰가 형성되지 않은 상황에서 단순히 의료비용이 약간 증가한다는 이유로 동네 의원을 선택하기보다는 보다 전문적인 진료를 위하여 믿을 수 있는 대형 종합병원이나 대학병원을 원한다는 것입니다.

둘째, 실손보험은 중증질환은 물론 경증질환으로 인한 의료비도 보장해 주기 때문에 보험에 가입했다면 약제비 본인부담 차등제의 영향을 거의 받지 않습니다. 2023년 기준으로 우리나라 국민 10명 중 8명이 실손보험에 가입하고 있습니다. 이러한 상황에서 약제비 본인부담 차등제는 실손보험에 가입할 수 있는 경제적으로 여유 있는 사람들의 병원 이용은 막지 못하고, 저소득층 환자들의 이용만 제한하는 차별적인 결과를 야기할 수 있습니다.

셋째, 정부는 상급종합병원이나 대학병원급 종합병원과 같은 의료공급자들에게 경증질환 환자를 받지 않도록 여러 불이익을 주고 있는데, 이러한 불이익의 효과에 대해서는 논란이 있습니다. 정부의 압박에 따라 많은 대학병원들이 경증환자를 동네 의원으로 돌려보내라고 재촉하고 있는 것은 사실입니다. 하지만 많은 환자들이 동네 의원으로 가기를 거부하면서, 대학병원은 여러 '꼼수'를 개발하고 있는데 그 대표적인 것이 환자의 진단명을 바꾸는 것입니다.

진단명을 바꾸는 '업코딩'

현재 병의원에서 환자를 진료하면 담당 의사는 환자의 진단명을 '한국표준질병·사인분류(KCD)'를 통해 기재하도록 되어 있습니다. 한국표준질병분류는 질병 이환 및 사망 자료를 성질별로 유형화한 것으로, 이 진단명을 통해 의료행위 및 수가를 분류하고 환자의 경증질환 여부를 판단하는 기준이 되기도 합니다. 문제는 이러한 분류에 유사한 질병명이 많다는 것입니다. 예를 들어 고혈압의 경우 단순 고혈압은 I.10이지만, 고혈압성 심장병은 I.11입니다. 단순 고혈압은 약제비 본인부담 차등제 대상 질환이지만 고혈압성 심장병은 대상이 아닙니다. 유사한 진단명 사이의 구분이 명확하지 않은 경우가 많고, 진단명을 어떤 것으로 기입할지는 전적으로 의사가 결정하는 상황에서 일부 병원에서는 경증환자 비율에 따른 불이익을 피하기 위해 차등제 대상이 아닌 유사 질환으로 진단명을 변경하는, 소위 '업코딩(up coding)'을 종용하고 있습니다.

실제 통계도 이를 보여줍니다. 2022년 상급종합병원 경증질환자 의료이용 분석 및 효과평가 연구보고서에 따르면, 상급종합병원의 경증질환자 외래 이용은 2008년 3.0%에서 2019년 1.7%로 감소했습니다. 그러나 의원급 의료기관의 외래 경증질환 환자 수도 1.5% 줄었습니다. 인구 고령화로 경증환자가 늘어나는 상황임에도 이러한 결과가 나온 것은, 대형병원들이 '업코딩'을 통해 경증질환을 다른 질병으로 진단명을 바꾸었기 때문이라고 볼 수 있습니다.

이 외에도 경증환자의 처방 일수를 늘리는 방법이 있습니다. 예를 들어 고혈압이나 고지혈증 환자에게 90일 치를 처방하던 것을 180일로 처방하면, 경증환자 비율이 50% 감소하는 효과가 나타납니다.

개인의 합리적 선택과 의료체계의 딜레마

TV 프로그램이나 신문을 보면 대형 종합병원이나 대학병원의 유명 교수나 전문의들의 인터뷰나 의견을 쉽게 접할 수 있습니다. 이런 상황에서 단순히 접근성이 좋고 가격이 조금 싸다는 이유만으로 동네 의원을 이용하라고 하면 많은 사람들이 동의하지 않을 것입니다. 우리나라 유명 인사들의 병원 이용 행태를 보더라도 이러한 선택이 나쁘지 않다는 것을 간접적으로 확인할 수 있습니다. 그러나 이러한 개인의 합리적 선택이 결과적으로 우리나라의 의료체계를 붕괴시키고 있다는 것도 사실입니다.

54

백신을 정치적으로 이용해도 될까요?

전 세계에 감염병이 대유행하면서 하루에 수천 명의 사람들이 사망하고 있습니다. 강대국 A는 자국 우선주의를 주장하면서 자국에서 개발한 백신의 거의 대부분 물량을 선점하고, 남는 백신을 다른 나라에 매우 비싼 값으로 제공하였습니다. 반면 강대국 B는 백신을 세계를 위한 공적 자원이라고 하면서 자국에서 개발한 백신을 개발도상국에 무상 혹은 매우 낮은 가격으로 제공하였습니다.

국가 A는 국가 B의 백신 정책이 개발도상국가에서의 영향력을 증가시킬 것으로 판단하고 SNS 계정을 통해 국가

B가 개발한 백신의 효과나 안전성에 문제가 있다고 선전하였고, 이슬람권 국가들에는 국가 B가 개발한 백신이 돼지의 젤라틴을 함유하고 있다고 선전하는 작전을 시행하였습니다.

그렇다면 이와 같은 국가 A의 작전은 문제가 없을까요?

백신과 집단면역의 의미

예방접종이란 약화되거나 죽은 병원균이나 바이러스 또는 그 일부를 우리 몸에 주입하여 병원체에 대한 면역력을 형성함으로써, 나중에 실제 병원체가 침입했을 때 항체를 빠르게 만들어 질병에 걸리지 않거나 걸리더라도 치명적이지 않게 하는 것입니다.

참고로 예방접종에 사용되는 백신(vaccine)이라는 말은 소를 의미하는 라틴어 vacca에서 유래했다고 합니다. 백신이 소와 관련이 있는 이유는, 최초의 백신인 천연두 백신이 소의 두창인 우두(牛痘)에서 유래했기 때문입니다.

특히 전염병에서 예방접종이 중요한 이유는 집단면역을 유도하기 때문입니다. 집단면역이란 충분히 많은 사람이 면역력을 가져 병원체가 쉽게 다른 사람으로 옮겨가지 못해 전염병이 널리 퍼지지 못하는 현상을 말합니다. 집단면역이 형성되면 백신을 맞은 사람은 물론 백신을 맞지 않은 사람도 전염병에 걸릴 위험이 줄어듭니다.

백신 외교와 정치적 선전전

2019년 12월 중국에서 시작되어 전 세계로 확산한 코로나19는 독감과 유사하지만 전파력이 훨씬 강하고, 고령자나 심장병·당뇨병·고혈압 등 만성질환이 있는 환자들에게 치사율이 높아 전 세계적으로 많은 사망을 초래하며 기존 의료체계가 붕괴되는 쓰라린 경험을 남겼습니다. 이에 전 세계는 손 씻기 등 개인위생, 마스크 착용, 사회적 거리두기, 의심자 자가격리 등을 강제하거나 권장했습니다.

이와 함께 제약회사들은 코로나19에 대한 백신 개발에 착수하였습니다. 그리고 미국과 유럽, 중국에서 백신 개발에 성공하였습니다. 미국은 자국 우선주의를 주장하면서 개발한 백신의 거의 대부분 물량을 선점하였고, 남는 백신을 다른 나라에 보낼 때에도 매우 비싼 값으로 제공하였습니다. 이러한 상황에서 개발도상국은 미국산 백신을 자국민에게 제공하는 것이 불가능하였습니다. 이에 비하여 중국은 백신을 '세계를 위한 공적 자원'이라고 하면서 개발도상국에 무상 혹은 낮은 가격으로 제공하였습니다.

미군은 중국의 관대한 코로나19 백신 정책이 개발도상국에서 영향력을 높일 것이라고 판단하고, 이에 대한 대응전략으로 300개 이상의 트위터 계정을 통해 동남아시아에는 중국 백신의 효과나 안전성에 대한 의구심을, 중동의 이슬람권 국가들에는 중국 백신이 이슬람에서 금기시하는 돼지 젤라틴 성분을 함유하고 있다고 선전하면서 사람들이 중국 백신에 대한 의구심을 가지도록 하는 비밀작전을 수행하였습니다.

이러한 비밀작전은 일부 성공하였고, 실제로 동남아시아의 어떤 지역에서는 중국산 백신을 신뢰하지 않아 접종률이 약 20%에 불과했다는 보고도 있습니다. 하지만 이와 같은 비밀작전은 여러 부작용을 일으켰습니다. 대표적으로 많은 사람이 당국의 코로나19 예방정책을 신뢰하지 않게 되어, 백신 접종은 물론 마스크 착용도 거부하는 현상이 발생했습니다. 결국 필리핀에서만 코로나19에 130만 명 이상이 감염되었고, 이 중 2만4천 명이 사망하였습니다.

공공의료 신뢰와 윤리적 논쟁

그렇다면 정치적·외교적 이유로 백신과 같은 공공의료정책에 의구심을 조성하는 비밀작전은 문제가 없을까요? 이러한 비밀작전이 필요하다고 주장하는 사람들은 특정 국가를 고립시키거나 국가의 위상을 떨어뜨리는 등의 정치·외교적 이익을 위해서는 전쟁을 포함한 모든 방법을 고려할 수 있다고 주장합니다. 또한 국가 간 혹은 전 세계가 합의하여 이러한 방법을 사용해서는 안 된다는 국제법을 만들더라도 현실적으로 강대국의 힘의 논리에서 자유로울 수 없고, 설령 강대국이 국제법을 위반하더라도 처벌할 방법이 없다고 말합니다.

이에 비하여 이러한 비밀작전을 해서는 안 된다고 보는 사람들은, 이런 선전전이 예방접종·사회적 거리두기·마스크 착용 등의 공공의료정책에 대한 신뢰를 약화시켜 감염병의 대유행이나 사망 위험을 높일 수 있기 때문에 금지해야 한다고 주장합니다. 한 미국의 공공의료정책 전문가는 "당시 중국산 백신이 미국산 백신에 비해 효과가 다소 낮기는 했지만, 그럼에도 WHO 승인을 받을 정도로 효과가 증명된 백신이었다. 비록 미국산 백신보다 효과가 낮더라도 예방접종을 전혀 하지 않은 것보다는 중국산 백신을 맞는 것이 공공의료적 측면에서 훨씬 낫다는 사실은 변함이 없다. 정치·외교적 이익을 위해 백신에 대한 공포나 의구심을 조장하는 선전전은 공공의료정책에 대한 신뢰를 떨어뜨리고, 한 종류의 백신에 대한 불신이 다른 백신으로까지 확산되어 결국 예방 가능한 감염병의 확산을 초래할 위험을 높인다"라고 지적했습니다.

최근 세계는 수십년간 지배하던 통합된 자유무역시대에서 다시 분리된 세상으로 나아가고 있습니다. 이러한 상황에서 상대방을 헐뜯고 비난하는 소위 신냉전시대라고 해도 과언이 아닐 듯합니다. 이러한 상황에서 심리전과 선전전이 어디까지 허용될지는 매우 어려운 문제입니다. 그럼에도 불구하고 결국 정치도 모든 사람들이 잘 살기 위해서라는 수단에 불과하다는 것은 잊지 않았으면 좋겠습니다.

55

구급차 사용할 때 이용료를 내야 한다면?

수도권에 있는 지자체 A는 지역 거주민들의 고령화로 119 구급차 출동 요청이 5년 전과 비교해 약 2배 정도 늘었습니다. 지자체 A는 119 구급차 수를 약 30% 늘렸지만, 그럼에도 출동 요청이 역량을 초과할 정도로 많아 구급차를 호출해도 도착까지 30분 이상 걸리는 경우가 30%를 넘었습니다. 하지만 구급차를 이용한 환자가 병원에 입원한 경우는 약 50%에 불과했습니다. 이에 지자체 A는 구급차를 이용했지만 입원하지 않는 경우 구급차 이용료로 7만 원을 징수하기로 결정하였습니다.

지자체 A의 결정에는 문제가 없을까요?

집이나 거리에서 응급환자나 응급상황이 발생하면 119에 구급차를 요청합니다. 2023년 119구급차 이용현황에 따르면 구급차 이송환자 수는 201만 7,004명으로 이전 해보다 약 1.0% 늘었습니다. 문제는 우리나라에서는 119구급차를 이용해도 비용을 내지 않습니다. 그래서인지 우리나라에서 119를 이용하는 상당수 환자가 경증환자입니다. 예를 들어 2023년 이송환자 201만 명 중 심정지를 비롯한 4대 중증 응급환자는 약 20% 정도에 불과하였습니다.

이렇게 비응급·경증 환자가 119구급차를 이용하면서 정작 119구급차 도움이 필요한 중증 환자들이 119구급차를 이용하지 못하는 일이 종종 발생하고 있습니다. 또한 119구급차가 대부분의 환자를 대학병원으로 이송하면서 대학병원 응급실이 과밀화되어 이른바 '응급실 뺑뺑이'가 발생하는 주요 원인으로 지목되고 있습니다.

구급차 유료화 찬반의 핵심 논점

이와 같은 문제를 해결하기 위하여 119 이용을 유료화하되, 입원이 필요한 중증 환자에 한하여 이용료를 경감하거나 무료로 하자는 주장이 있습니다. 참고로 미국이나 캐나다는 구급차나 구급 헬기를 이용하면 중증 정도나 입원 여부와 상관없이 이동 거리에 따라 적게는 수백 달러에서 많게는 수천 달러를 지불해야 합니다.

그러나 119 유료화를 반대하는 주장도 만만치 않습니다. 첫째, 요금을 얼마나 부과할지의 문제가 있습니다. 만약 최소한의 비용 명목으로 1~2만 원 정도로 낮게 책정한다면 이 정도 가격은 택시와 유사하여 사설 구급차 요금(기본요금 7만 5천원, 이송거리 10km 초과 시 추가요금 발생)보다 훨씬 저렴하기 때문에 환자 이송 수요가 감소하지 않거나 오히려 증가할 수 있습니다. 반대로 10만 원 이상으로 높게 책정하면 기초생활수급자·차상위계층·의료급여 수급자·장애인·독거노인 등 실제 도움이 필요한 취약계층이 경제적 이유로 119서비스를 이용하지 못할 가능성이 있습니다. 또한 이용료가 부담스럽지 않은 중상류층이 오히려 더 많이 이용할 우려도 있습니다. 일부 보험회사는 '1년에 119구급차 ○○회 이용 가능'이라는 특약 서비스를 만들어 보험 가입자만 경제적 부담 없이 119를 이용하게 할 수도 있습니다. 이러한 상황은 119구급차가 지향하는 공공서비스 목적에 맞지 않는다는 지적입니다.

둘째, 요금 징수 방법도 고민거리입니다. 119대원들이 카드 리더기를 들고 다니는 것은 어색합니다. 주소지로 요금 고지서를 발송하는 방법도 고려할 수 있지만, 주소나 인적사항이 불분명하거나 다른 경우 요금 고지서를 어디에 발송해야 할지 애매합니다. 길거리나 산 등에서 신원이 확인되지 않는 환자에게는 구급차 사용료를 어떻게 징수할지도 불명확합니다.

셋째, 실제로 이용료를 징수하면 119서비스에 대한 책임과 분쟁이 커집니다. 이용료를 받지 않는 지금은 이송 서비스가 다소 부족하거나 환자·보호자의 기대에 미치지 못해도 넘어가는 경우가 많지만, 이용료를 받는 순간부터 119의 응급처치와 이송 서비스는 가치 판단과 비교 대상이 됩니다. 이용료를 받으면 현장 도착 지연, 부적절한 응급처치, 필요한 처치 미시행, 이송 병원 변경 등에 대해 환자나 보호자가 책임을 물을 가능성이 높습니다. 실제로 구급차 요금을 부과하는 미국에서는 응급처치를 잘못한 구급대원에게 거액의 소송이 제기되거나 잘못이 인정되면 해고되는 사례도 있습니다.

실행상의 문제와 사회적 고려

정부는 119구급차 유료화가 서비스 과용을 막는 취지는 이해하지만 범정부 차원의 검토와 사회적 합의가 필요하다는 이유로 신중한 입장을 밝히고 있습니다. 그러나 우리와 유사한 의료 환경을 가진 일본의 일부 지자체는 구급차를 이용했지만 입원하지 않는 경우 구급차 이용료로 약 7만 원을 징수하기로 한 사례가 있습니다. 해당 지자체는 코로나19 대유행과 고령화로 구급차 출동 건수가 크게 늘어 이를 해결할 방안으로 고안했다고 설명했습니다.

119구급차는 정부가 모든 국민에게 제공하는 공공서비스인 만큼 경제적 상황과 관계없이 도움이 필요한 사람에게 모두 제공되어야 하는 것이 맞습니다. 하지만 서비스가 무료로 제공될 때 과잉 수요가 나타날 수 있다는 점도 분명합니다. 그렇다고 해서 공공서비스를 유료화하면 그에 따른 부작용도 발생할 가능성이 매우 큽니다. 특히 이러한 공공서비스가 국민의 생명과 관련되어 있는 경우 더욱 신중한 검토가 필요합니다.

56

인터넷으로 콘택트렌즈를 팔아도 될까요?

안경사 A는 지방 소도시에서 안경점을 운영하고 있습니다. 하지만 안경점 운영만으로는 충분한 매출이 나오지 않았습니다. 이에 매출을 극적으로 올릴 수 있는 방법을 고민하다가 인터넷에서 콘택트렌즈를 판매하기로 결정하였고, 오프라인 매장보다 20퍼센트 싼 가격에 판매를 시작하였습니다.

A가 인터넷으로 콘택트렌즈를 판매하는 것은 문제가 없을까요?

콘택트렌즈의 위험성과 구매 편의성

제가 아는 많은 사람들은 시력이 좋지 않다고 불평합니다. 아마도 학창 시절 어두운 곳에서 오랫동안 책을 읽거나 공부한 탓일 것입니다. 하지만 길거리를 보면 여성들의 상당수가 안경을 쓰지 않은 것을 볼 수 있습니다. 여성들이 안경을 쓰지 않는 이유는 라식 등의 시력 교정 수술을 받았기 때문일 수도 있지만, 안경 대신 콘택트렌즈를 사용하기 때문이기도 합니다.

이전에 콘택트렌즈는 주로 시력 교정 목적으로 사용되었지만, 최근에는 미용 목적으로도 쓰입니다. 다만 콘택트렌즈는 눈에 직접 닿기 때문에 관리가 부실하거나 장시간 무분별하게 착용하거나 유통 과정에서 변질·오염이 있을 경우 각막염이나 결막염 같은 안과 질환, 심하면 각막 손상을 일으킬 수 있습니다. 또한 수년간 사용할 수 있는 안경과 달리 콘택트렌즈는 주기적으로 자주 교체해야 합니다.

콘택트랜즈를 착용하는 사람들은 매번 안경점에 가는 것이 번거롭기 때문에 많은 사람이 온라인 구매를 원합니다. 그러나 우리나라에서는 온라인에서 구입할 수 없습니다. 법으로 온라인 판매를 금지하고 있기 때문입니다. 이와 달리 미국·영국·프랑스 등 일부 선진국에서는 온라인 구입이 가능합니다.

온라인 판매 금지 찬반 논점

그렇다면 우리나라도 온라인 콘택트렌즈 판매를 허용해야 할까요? 온라인 판매 금지를 주장하는 사람들의 주장은 다음과 같습니다.

첫째, 오프라인 판매로 유통과정에서 변질·오염 문제가 발생했을 때 책임 소재를 명확히 할 수 있고, 소비자는 안경사와 직접 대면해 콘택트렌즈의 적절한 사용법과 관리 방법을 안내받을 수 있다는 점입니다. 온라인으로 판매된다면 안과의사나 안경사의 조언 없이 착용자의 시력 및 눈 건강 상태를 고려하지 않은 채 무분별하게 콘택트렌즈를 사용할 우려가 있습니다.

둘째, 온라인 판매는 현행 법규정(안경사는 1개의 안경점만 운영할 수 있다는 규정)에 맞지 않으며, 허용될 경우 안경사가 아닌 자에 의한 판매를 규제하기 어려워진다는 현실적 문제가 있습니다.

마지막으로 우리나라는 안경점 수와 안경사가 충분히 많아 소비자가 안경업소를 방문해 구매하는 데 큰 불편이 없다는 주장도 있습니다.

하지만 온라인 판매를 찬성하는 의견도 있습니다.

첫째, 콘택트렌즈가 온라인으로 거래된다고 해서 사용 위험이 자동으로 높아지거나, 변질·오염에 대한 책임 소재가 불분명해진다고 단정하기 어렵다는 주장입니다. 실제로 온라인 구매 제품에 문제가 있으면 문제 제기가 어렵지 않습니다.

둘째, 콘택트렌즈 사용법과 주의사항에 대한 정보는 인터넷으로 쉽게 얻을 수 있으며, 현실에서 안경점에서 콘택트렌즈를 살 때마다 매번 충분한 설명을 듣는 경우도 드물다는 지적이 있습니다.

셋째, 해외에서는 콘택트렌즈처럼 잠재적 위험도가 낮은 제품은 온라인 판매를 허용하는데, 국내에서만 이를 금지하면 통제되지 않은 유통으로 인하여 오히려 국민 건강에 해를 끼칠 수 있다는 우려가 있습니다.

넷째, 콘택트렌즈 판매를 안경점만으로 제한하면 유통의 독과점으로 가격이 상승할 수 있습니다. 실제로 일부 대형 콘택트렌즈 업체는 안경점 등 유통망을 장악해 경쟁 진입을 막는 사례가 있었습니다.

마지막으로, 국내에 안경점이 많긴 하나 농어촌·도서·산간 오지 등 지역적 접근성의 차이가 있어 온라인 판매가 필요한 지역이 존재할 수 있다는 점도 지적됩니다.

법적·정책적 결말과 쟁점

정부는 2023년 11월 민생규제 혁신방안을 발표하면서 안경업소 방문을 전제로 한 콘택트렌즈 구매를 단계적으로 온라인으로 허용하는 규제 완화를 검토했으나, 안전성 우려와 안경사 등 이해관계자의 강한 반대로 시행되지 못했습니다. 그리고 2024년 헌법재판소는 온라인으로 콘택트렌즈를 판매하는 것을 금지하는 현행 법률이 합헌이라는 결정을 내렸습니다.

소비자 보호를 이유로 온라인 판매를 금지하는 조치는 진정으로 소비자를 보호하는 것일까요? 아니면 관련 단체의 독과점을 통한 이익을 보호하기 위한 것일까요? 상품 판매에서 경쟁을 유도하면 가격을 낮추어 소비자에게 이익을 줄 수 있다는 점은 잘 알려져 있습니다. 그러나 경쟁이 심화하면 경쟁에 취약한 지역의 중소 안경점들이 사라져 오프라인 구매가 더욱 어려워지는 부작용이 생길 수 있습니다. 결국 온라인 판매 금지 여부는 소비자 안전·접근성·시장 경쟁·지역 소상공인 보호라는 상충하는 가치들을 어떻게 균형 있게 고려하느냐의 문제입니다.

6장

의료가 사회와 만나는 지점

마지막 6장까지 마쳤습니다. 이제까지 우리들은 사회와 관련하여 의료와 관련된 정의하기 어려운 여러 문제들에 대하여 살펴보았습니다.

최근에 많은 사람들이 재테크를 하는데 가장 대표적인 것이 주식입니다. 정부도 주식으로 재테크를 하도록 행정지원은 물론 세금과 관련된 여러 혜택도 주고 있습니다. 하지만 환자에게 약물을 처방하는 의사가 자신의 진료나 치료와 관련된 제약회사의 주식을 가지는 것은 논란이 됩니다.

병원에 근무하는 의사는 월급 수준도 높고 많은 권한과 함께 환자를 진료하는 데 폭넓은 자율권을 가지지만 그럼에도 불구하고 간호사나 방사선사와 같이 사용자에게 노동을 제공하고 월급을 받는 근로자라는 사실은 변함이 없습니다. 최근 의정갈등으로 인하여 의사들도 자신들의 권리를 찾고자 하는 목소리가 커지고 있습니다. 가장 대표적인 것이 노동조합입니다. 그렇다면 병원에서 근무하는 간호사나 방사선사와 마찬가지로 교수들이 노동조합을 만드는 것에 대한 문제점과 논란에 대해서도 살펴보았습니다.

의사들은 환자들을 진료하기 위해서는 최신의 지식을 계속 업데이트하고 자신들의 치료경험을 다른 의사들과 나누고 교류하는 것이 매우 중요합니다. 이러한 대부분의 것들이 학회를 통해 이루어집니다. 이러한 학회를 개최하려면 장소를 섭외하고 식사를 제공하여야 하는 등 많은 비용이 드는데 이러한 비용을 어떻게 해결하는 것이 합리적일지에 대해서도 살펴보았습니다.

병원도 마찬가지입니다. 병원을 만들고 운영하기 위해서는 많은 비용이 듭니다. 하지만 이와 같은 비용을 은행에서 빌리기도 어렵지만 빌린다고 하더라도 이자가 매우 부담스럽습니다. 이러한 문제의식으로 자금을 빌리는 대신 투자를 받아 병원을 세우고 운영하면서 발생하는 수익을 나누어 주는 소위 영리병원에 대한 논란에 대하여 생각해보았습니다. 또한 최근 낮은 건강보험수가와 함께 경쟁이 치열해지면서 많은 병원들이 살기 위해서라도 의사들에게 진료 수익을 높이도록 재촉하고 있습니다. 이와 같은 재촉의 한 수단으로 거의 모든 병원들이 의사들에게 진료 수익에 따른 인센티브 제도를 운영하고 있는데, 이에 대해서도 살펴보았습니다.

마지막으로 사람들은 의료는 자신의 정치적인 태도와 상관없이 모든 사람들에게 평등하게 제공되어야 한다고 생각합니다. 그렇다면 이러한 태도가 국제정치에도 적용할 수 있을까요? 정부가 정치적 목적을 위하여 백신을 이용한다면 이러한 태도는 합리적인지에 대해서도 살펴보았습니다.

과연 의료란 무엇일까요? 의사와 병원은 어떻게 행동해야 할까요? 의학의 발전과 사회정의 중에서 어떤 것을 우선해야 할까요? 이 질문들에 대한 답을 찾아가는 여정이 여러분에게 의미 있는 시간이 되었기를 바랍니다.

살리지 않기로 했다

초판 1쇄 발행일 2026년 2월 5일

지은이 박창범
펴낸이 유성권
편집장 이재선
기 획 유지인
마케팅 김호철, 최성규, 김진형, 정명한, 김모란, 노예련
한태수, 임예설, 김지현, 박수경, 윤정아
판 형 150*210 mm

펴낸곳 범문에듀케이션
출판등록 2011년 1월 3일 제 2011-000001호
주소 서울시 양천구 목동서로 211 범문빌딩 (우 07995)
전화 02)2654-5131 팩스 02)2652-1500
홈페이지 www.medicalplus.co.kr

ISBN 979-11-5943-533-1 (03510)